まちがいさがしは
脳を一瞬で総合的に強化できる極めて高度な脳トレ

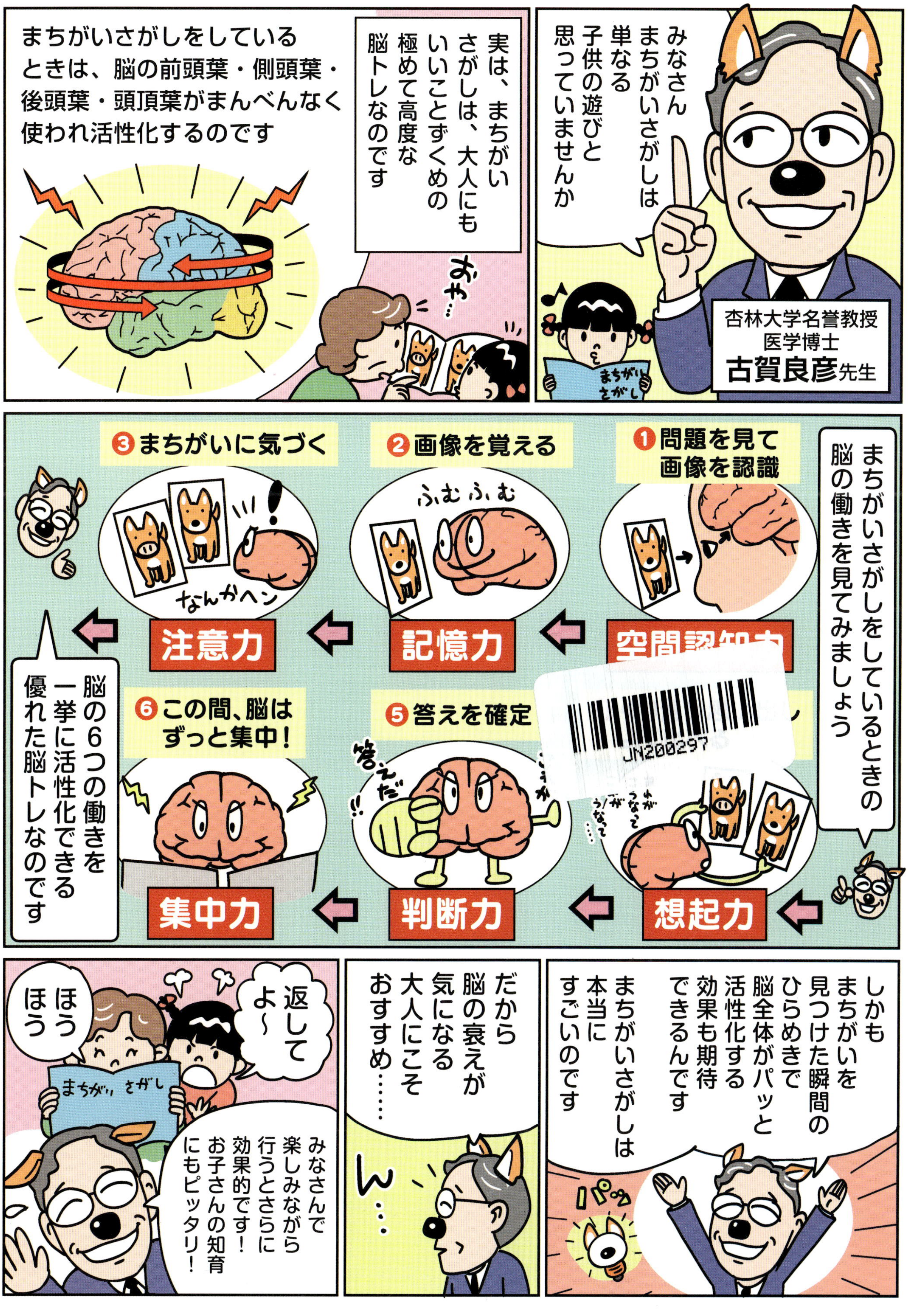

「まちがいさがし」は単なる子供の遊びではなく、衰えやすい6大脳力が一挙に強まるすごい脳トレ

本当はすごい「まちがいさがし」

誰もが一度は楽しんだ経験がある「まちがいさがし」。**大人も子供もつい夢中**になってしまう不思議な魅力があることは、よくご存じでしょう。

実は、このまちがいさがし、**単なる「子供の遊び」ではない**ことが、脳科学的に明らかにされつつあります。何を隠そう、**脳のさまざまな部位の働きを瞬時で総合的に強化できる、極めて高度な脳トレ**であることがわかってきたのです。

普段の生活で**テレビばかりみて**いたり、**ずっとぼんやり**していたりすると、脳はどんどん衰えてしまいます。記憶力が衰えて**物忘れ**が増えたり、集中力が低下して**飽きっぽく**なったり、注意力や判断力が弱まって**うっかりミス**が生じたり、感情をコントロールできなくなって**怒りっぽく**なったり、**やる気が減退**したりしてしまうのです。

そうした脳の衰えを防ぐ毎日の習慣としてぜひ取り入れてほしいのが、まちがいさがしです。脳は大きく4つの領域（前頭葉・頭頂葉・側頭葉・後頭葉）に分けられますが、まちがいさがしを行うと、その**すべての領域が一斉に活性化する**と考えられるからです。

まちがいさがしで出題される絵や写真の視覚情報はまず脳の**後頭葉**で認知され、**頭頂葉**で位置関係や形などが分析されます。次に、その情報は**側頭葉**に記憶されます。その記憶を頼りに、脳のほかの部位と連携しながら、注意を集中させてまちがいを見つけ出すのが、思考・判断をつかさどる脳の司令塔**「前頭葉」**の働きです。

あまり意識することはないと思いますが、まちがいさがしは、**脳の4大領域を効率よく働かせることができる稀有《けう》な脳トレ**でもあるのです。

まちがいさがしをするときの脳の各部位の働き

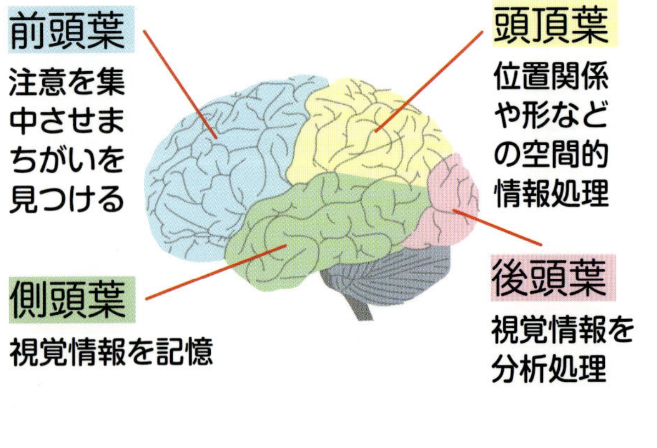

記憶力など6つの脳力を瞬間強化する高度な脳トレ

まちがいさがしが脳に及ぼす効果について、さらにくわしく見ていきましょう。

まず、まちがいさがしは脳トレのジャンルの中で、**「記憶系」**に分類されます。問題を解くには記憶力が必要になると同時に、まちがいさがしを解くことによって記憶力が強化されるのです。

実際に、2つ並んだ絵や写真からまちがい（相違点）を見つけるには、以下のような脳の作業が必要になってきます。

第一に、2つの絵や写真の細部や全体を視覚情報としてとらえ、一時的に覚える必要が出てきます。ここには**「空間認知」と「記憶」**の働きがかかわってきます。

第二に、直前の記憶を思い起こして、記憶にある視覚情報と今見ている絵や写真との間に相違点がないかに関心を向けていくことになります。ここで**「想起」と「注意」**の働きが必要になります。

第三に、相違点が本当に相違点であると気づくには、確認作業と「**判断**」力が必要になります。

そして、こうした一連の脳の働きを幾度となくくり返すためには、相応の「**集中**」力を要します。

つまり、まちがいさがしを解く過程では、**①記憶力（覚える力）**だけでなく、**②空間認知力（物の位置や形状、大きさを認知する力）、③注意力（気づく力）、④想起力（思い出す力）、⑤判断力（答えを確定する力）、⑥集中力（意欲を持続する力）**という「**6大脳力**」が総動員されるのです。

脳はある意味で筋肉と似ています。何歳になっても、使えば使うほど強化されます。つまり、まちがいさがしは、年とともに衰えやすい「6大脳力」を一挙に強化できる、極めて高度な脳トレだったのです。私が冒頭で「単なる子供の遊びではない」といった理由は、ここにあるわけです。

まちがいを見つけた瞬間 脳全体がパッと活性化

それだけではありません。まちがいさがしが優れているのは、「あ、ここが違う！」と気づいた瞬間に、一種の喜びに似た感覚を伴う「**ひらめき**」が生まれることです。このひらめきがまた、脳にとって最良の刺激になるのです。

新しいアイデアを思いついた瞬間、悩み事が解決した瞬間、何かをついに成し遂げた瞬間など、私たちがひらめきをひとたび感じると気分が高揚し、その瞬間に脳は一斉に活性化するのです。みなさんもこうした経験をしたことがあるでしょう。暗い気持ちがパッと晴れるような、暗闇の中、電球の明かりがパッと光るような、そんな感覚です。

まちがいさがしは、こうした**ひらめきに似た感覚を日常で手軽に体験できる優れた脳トレ**でもあるのです。

本書のまちがいさがしには、1問につき5つのまちがいが隠れています。つまり、ひらめきに似た感覚を体験できるチャンスが、1問につき5回も用意されているのです。

いぬのかわいい表情やしぐさに ときめきを感じて癒される脳活

まちがいさがしの脳活効果

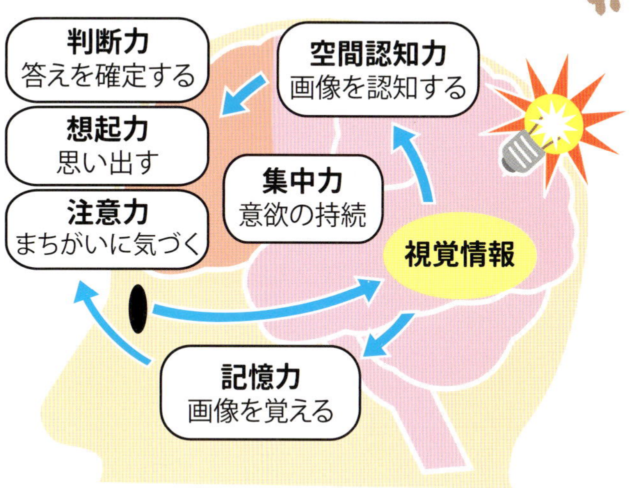

おまけに、本書のまちがいさがしの題材は、みなさんも（私も）大好きな「**いぬの写真**」。表情豊かないぬたちの愛くるしい瞬間が集められています。

暗いニュースが多い昨今、**かわいさを極めたいぬたちの表情やしぐさ**を見るだけで、**思わず顔がほころび、心が癒され、暗い気持ちがフッと軽くなる**のではないでしょうか。

事実、認知症の患者さんたちに動物と触れ合ってもらったり、動物の写真を見てもらったりすると、表情がパッと明るくなり、**失われていた記憶を取り戻したり、不可解な言動が減ったりする**ことを、日々の診療でよく経験します。

ある研究※によれば、「いぬを飼っている人は長生きをする傾向がある」との報告もあります。まさに、いぬは人類の友なのです。

まちがいさがしをするときは、いぬをなでたときの毛並みの感触、感情を表すしっぽの動き、キャンキャン、クンクン、ワンワンなど、どんな鳴き声を発しているのかなど、写真では得られない情報にも想像を巡らせてみてください。フキダシのセリフをつぶやいても楽しいですね。**脳全体のさらなる活性化につながる**はずです。

さらに、まちがいさがしをするときは、一人でじっくり解くのもいいですが、家族や仲間とワイワイ競い合いながら取り組むのもおすすめです。「いぬってこんな行動をするよね」「ここがかわいいよね」と、**いぬの話に花を咲かせながら取り組**

※スウェーデンのウプサラ大学のトーベ・ファル准教授らの研究。340万人のデータを12年間にわたって調査した。
Circulation：Cardiovascular Quaity Outcome 12:e005342.

むと、自然と円滑なコミュニケーションが生まれ、脳にとってさらにいい効果が期待できます。

最近、「脳への刺激が足りない」「ついボンヤリする」「ボーッとテレビばかりみている」……そんな人こそ、まちがいさがしの新習慣を始めてみましょう。めんどうなことは何一つありません。何しろ**「ワンミニット、１分見るだけ！」**でいいのですから。それだけで、**記憶力をはじめとする脳の力を瞬時に強化**することにつながるのです。

まだ半信半疑の方は、問題に取り組んでみてください。一とおりクリアするころには、**１分以内にまちがいを探すときの「ドキドキ」と「ワクワク」、そしていぬのかわいさに思わずキュンとしてしまう「ときめき」**で、夢中になっているはずです。

ときめきを感じて癒されながら没頭して脳を活性化できるいぬのまちがいさがしは、まさに最強の脳トレの一つといっていいでしょう。

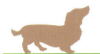

まちがいさがしの6大効果

空間認知力を強化

物の位置や形状、大きさを正確に把握する脳力が高まるので、物をなくしたり、道に迷ったり、何かにぶつかったり、転倒したり、車の運転ミスをしたりという状況を避けやすくなる。

注意力を強化

些細な違いや違和感に気づきやすくなるため、忘れ物や見落としが少なくなり、うっかりミスが防げて、めんどうな家事や仕事もまちがいなくこなせるようになる。

記憶力を強化

特に短期記憶の力が磨かれ、物忘れをしたり、物をなくしたり、同じ話を何度もしたり、仕事や料理などの作業でモタついたりすることを防ぎやすくなる。

判断力を強化

とっさの判断ができるようになるため、道を歩いているときに車や人をうまく避けられたり、スーパーなどで商品を選ぶときに的確な選択が素早くできたりする。

想起力を強化

直前の記憶を何度も思い出す必要があるので想起力が磨かれ、人や物の名前が出てこなくなったり、アレソレなどの言葉が増えたり、会話中に言葉につまったりするのを防ぎやすくなる。

集中力を強化

頭がさえている時間が長くなり、テレビのニュースや新聞の内容をよく理解できて、人との会話でも聞き逃しが少なくなる。根気が続くようになり趣味や仕事が充実してくる。

●本書のまちがいさがしのやり方●

人事採用犬

正

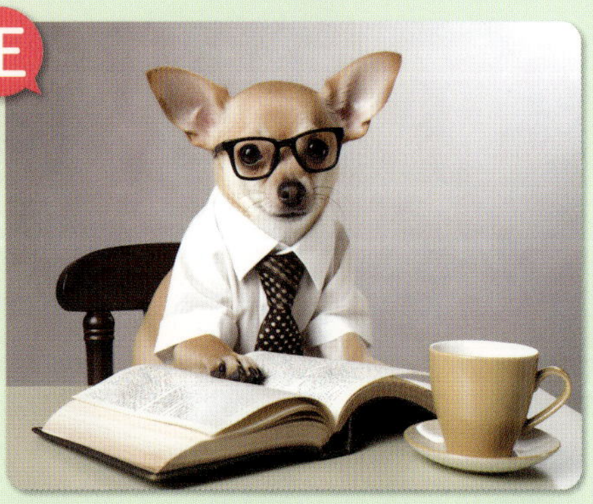

誤

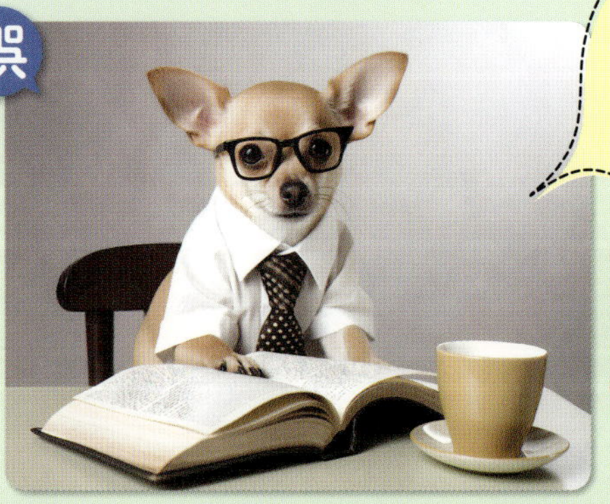

うん、
キミの意見を
もっと聞かせて
くれたまえ

➡解答は64ページ

「正」と「誤」を見比べて、まず、１分間にまちがい（相違点）を何個見つけられるか数えてください。１問につきまちがいは5つ隠れています。全部見つけられなかったときは、次に、5つのまちがいをすべて見つけるまでの時間を計測してください。楽しみながら解くのが、脳活効果を高めるコツです。

1 近い犬

まちがいを探すときは、
もーっと近づいてね！

1分で見つけた数	個	
全部見つけるまでの時間	分	秒

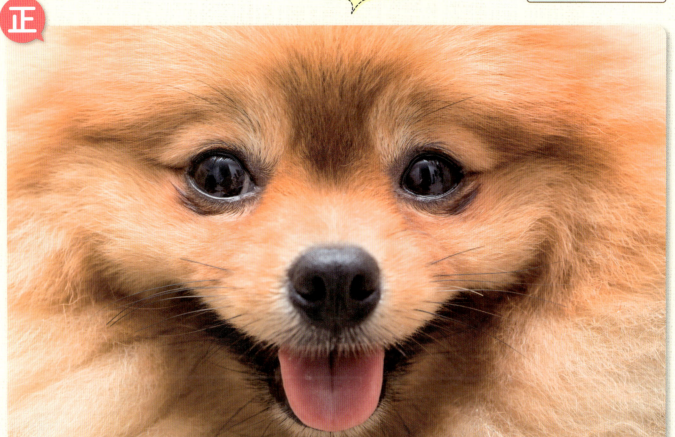

正

誤

まちがいは5つ。1分で探してわん。

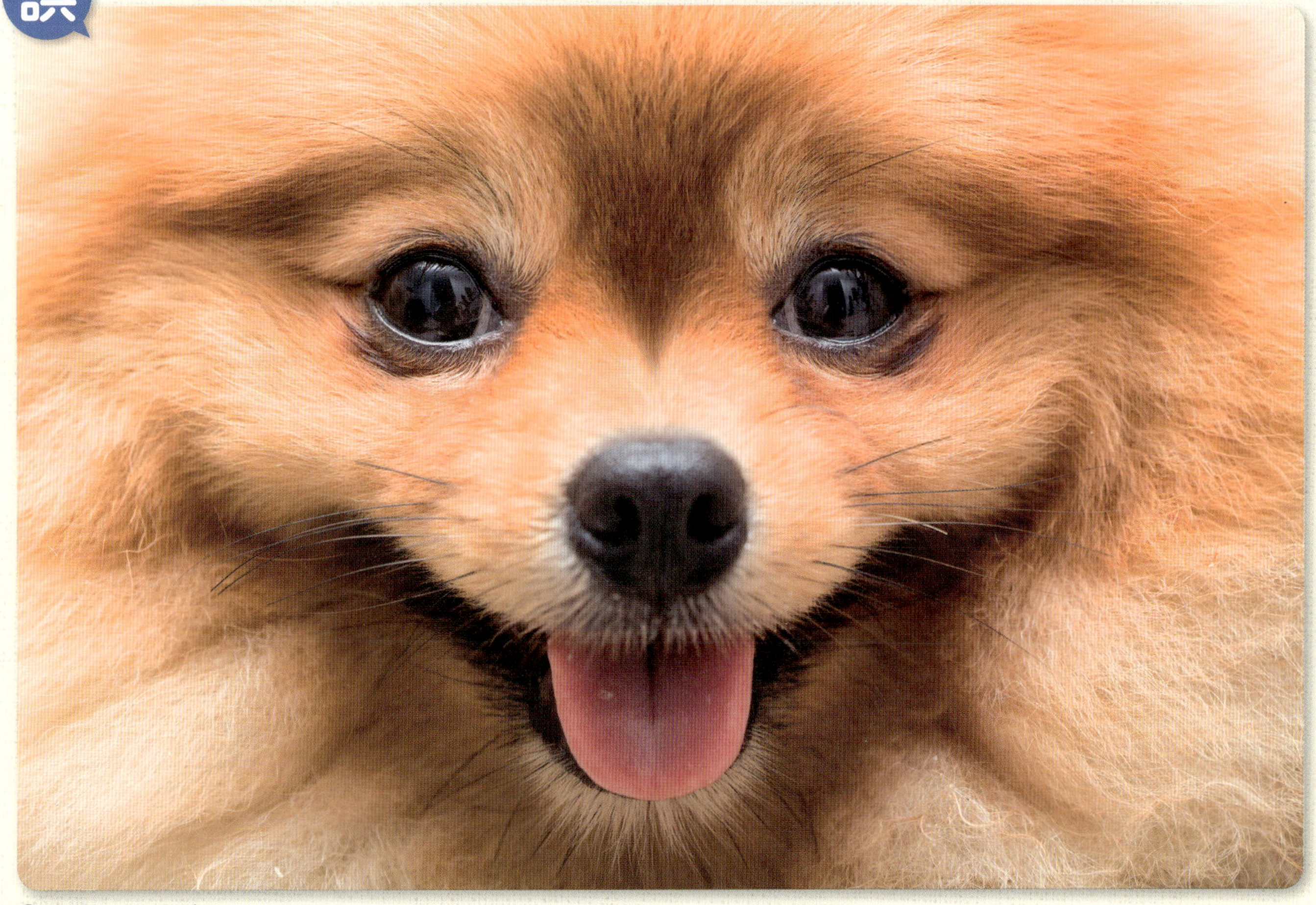

➡解答は64ページ

2 お花屋さん犬

いらっしゃいませ。
プレゼントですか？

1分で見つけた数	個
全部見つけるまでの時間	分　秒

正

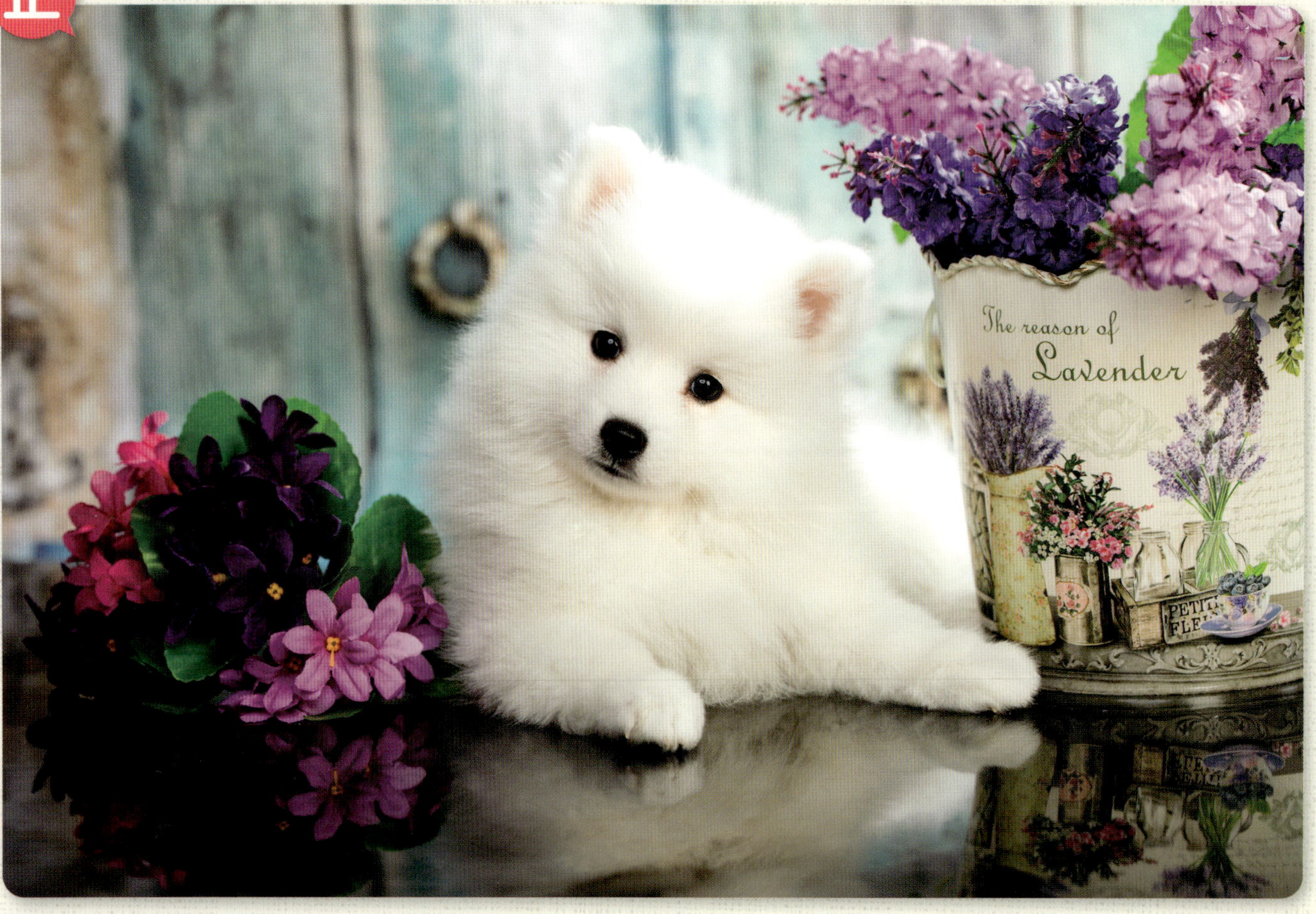

誤

まちがいは５つ。１分で探してわん。

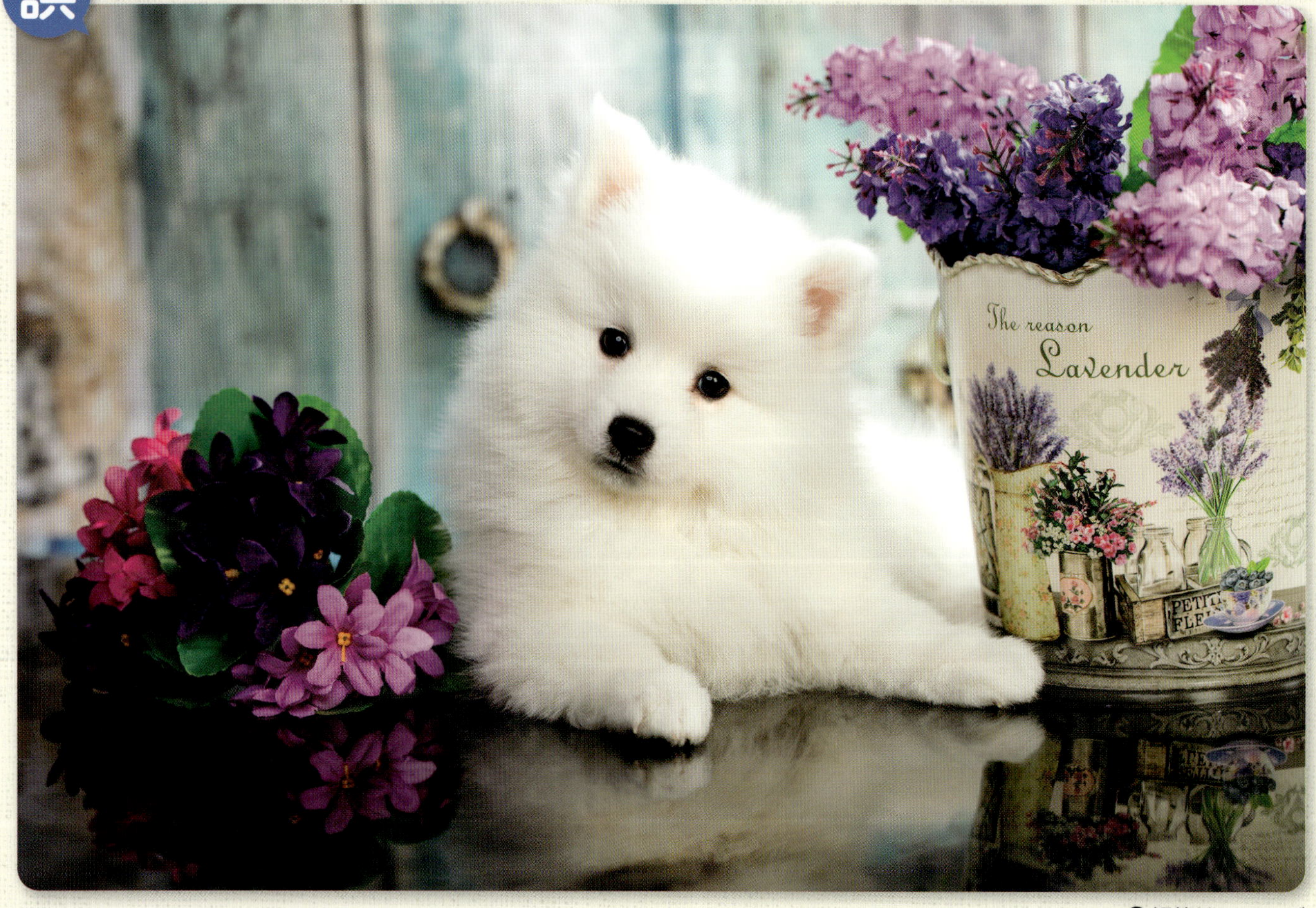

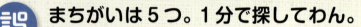

➡解答は64ページ

③ 防災訓練犬

このヘルメットでいいの？

1分で見つけた数	個
全部見つけるまでの時間	分　秒

正

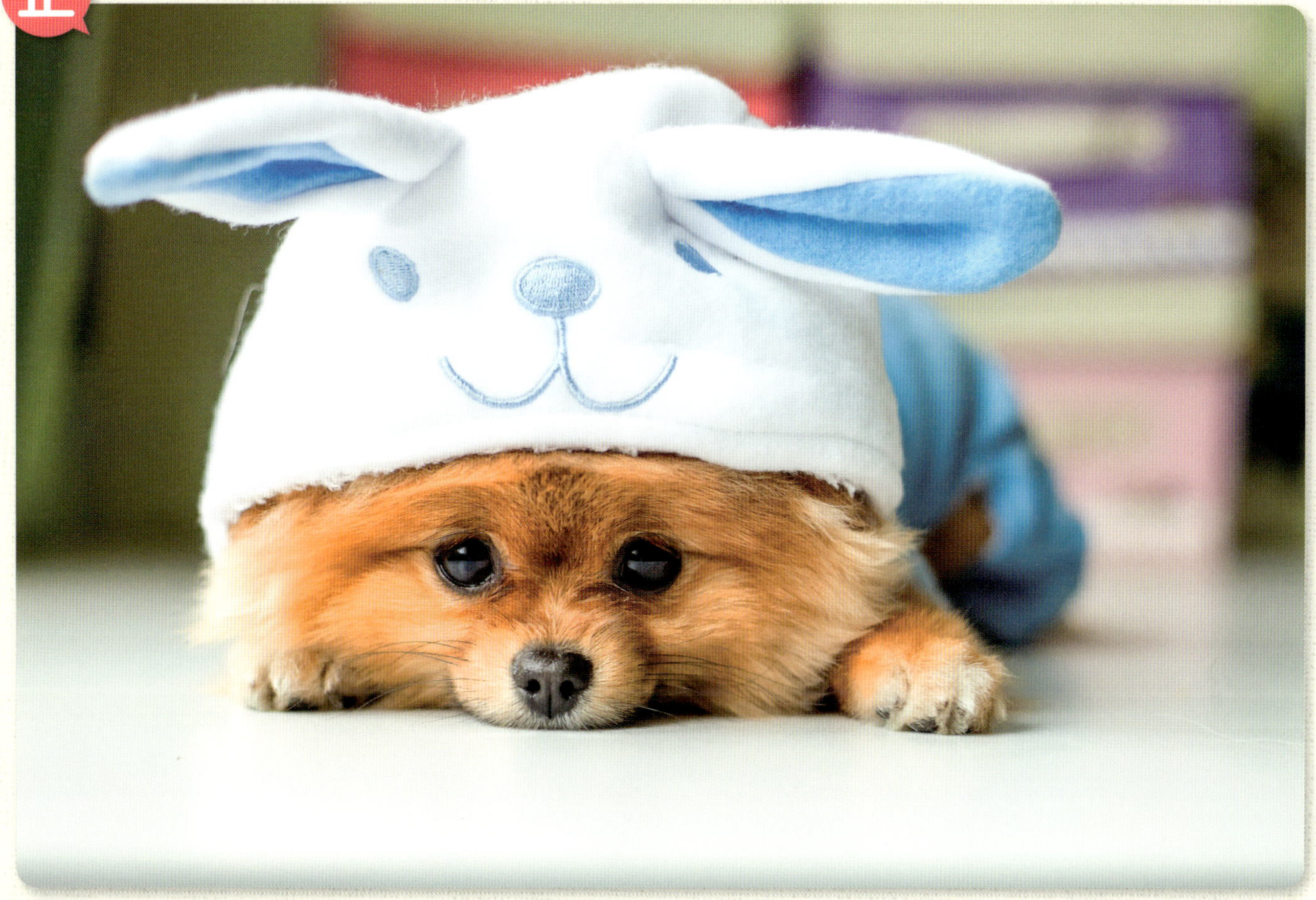

誤

まちがいは５つ。１分で探してわん。

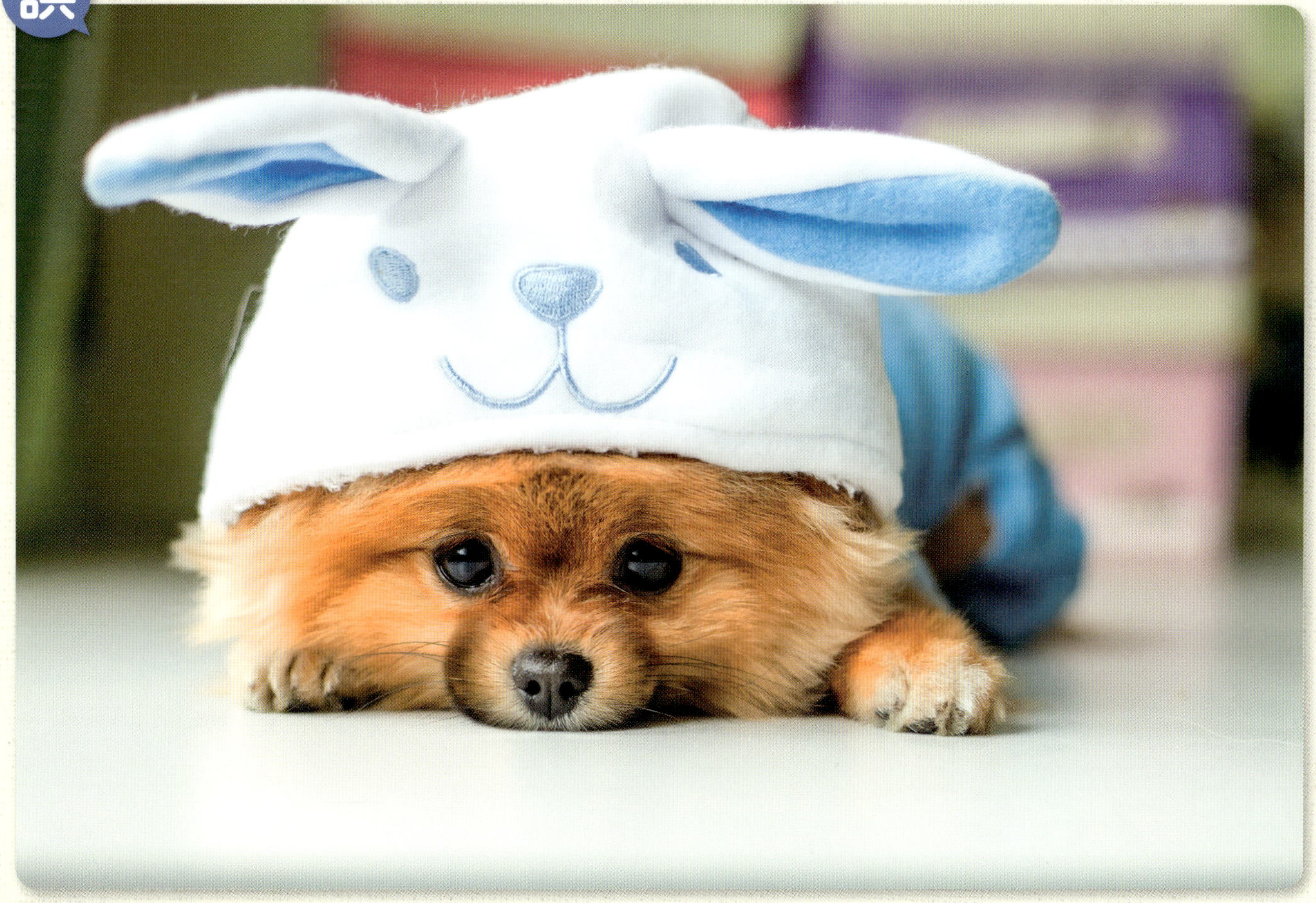

➡解答は64ページ

4 3時過ぎ犬

もう１度聞きますけど、
おやつの時間ですよね？

1分で見つけた数	個
全部見つけるまでの時間	分　秒

正

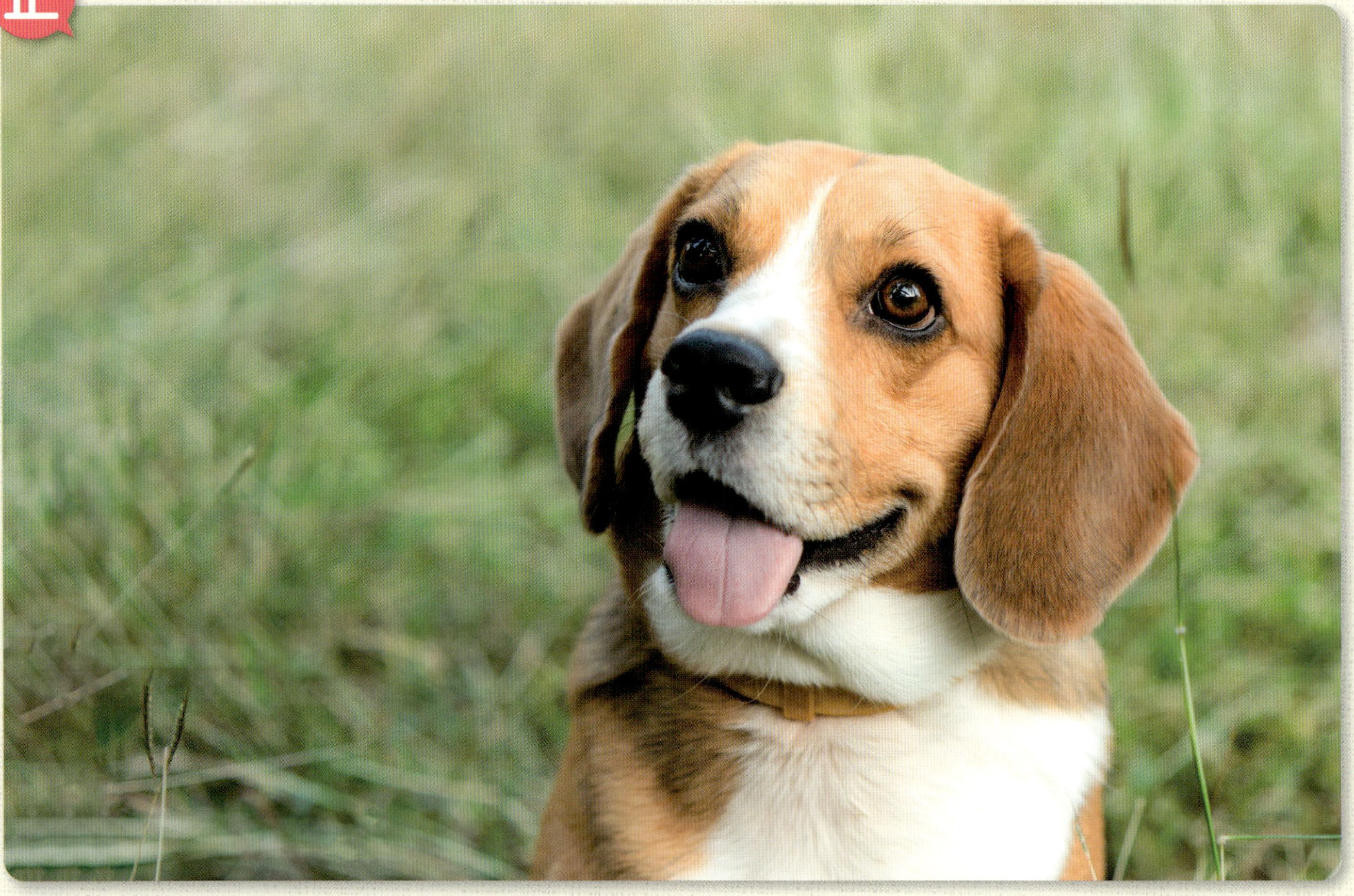

誤　まちがいは５つ。１分で探してわん。

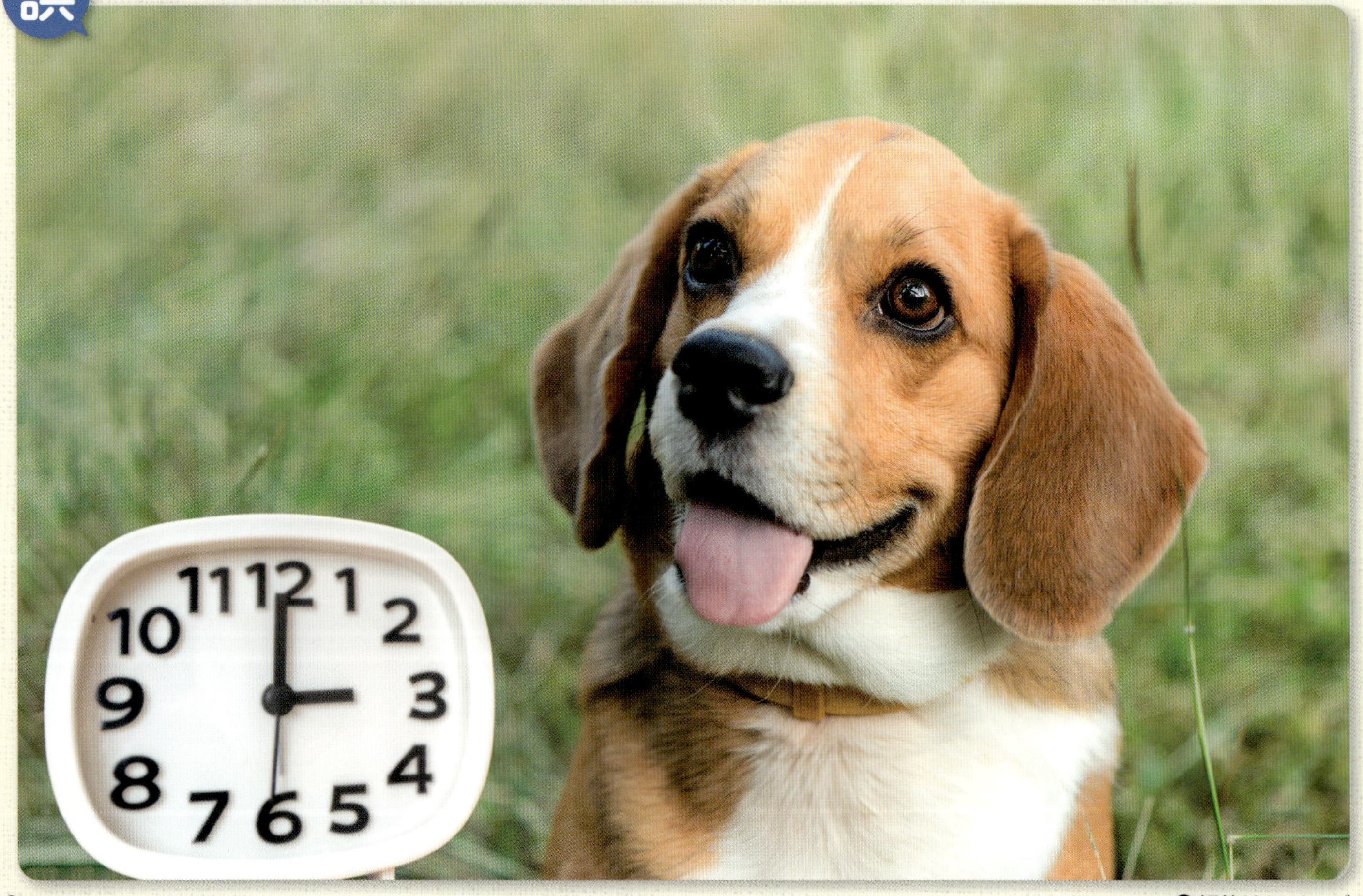

➡解答は64ページ

5 寝落ち犬

「伏せ」が
長すぎるんだよ……

1分で見つけた数	個
全部見つけるまでの時間	分　秒

正

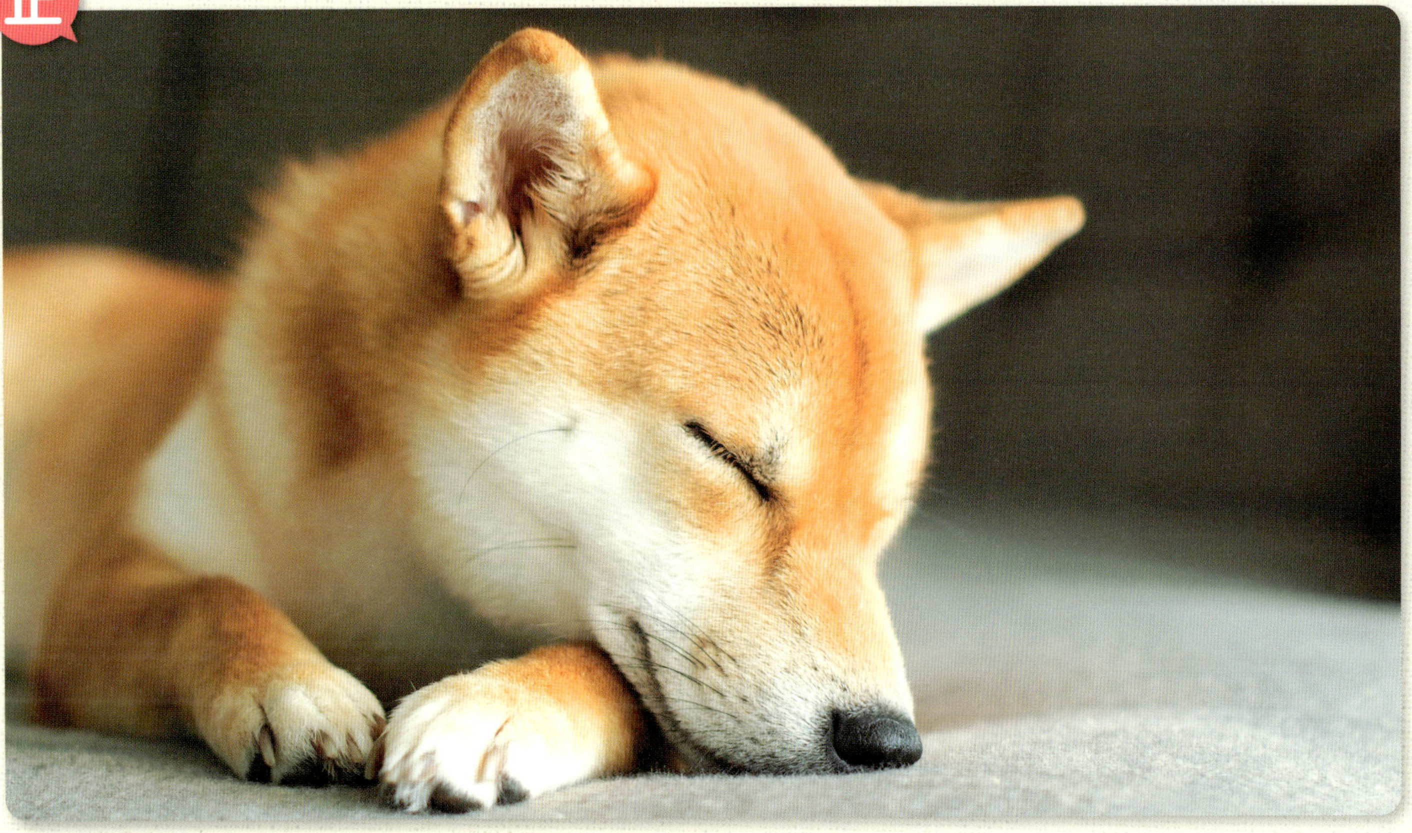

誤

まちがいは５つ。１分で探してわん。

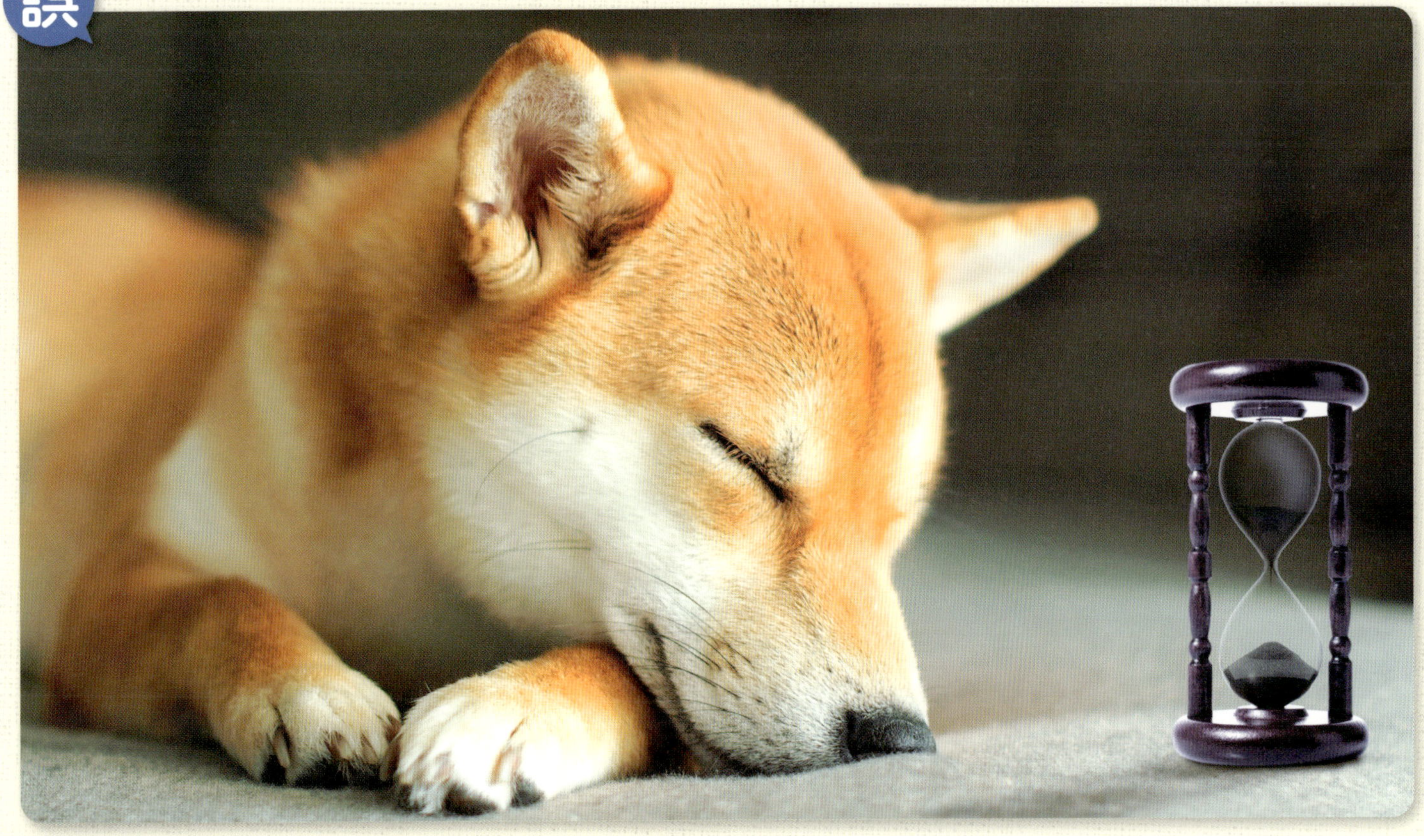

➡解答は64ページ

6 手芸のじゃま犬

これ投げて！
これ投げて！

1分で見つけた数	個
全部見つけるまでの時間	分　秒

正

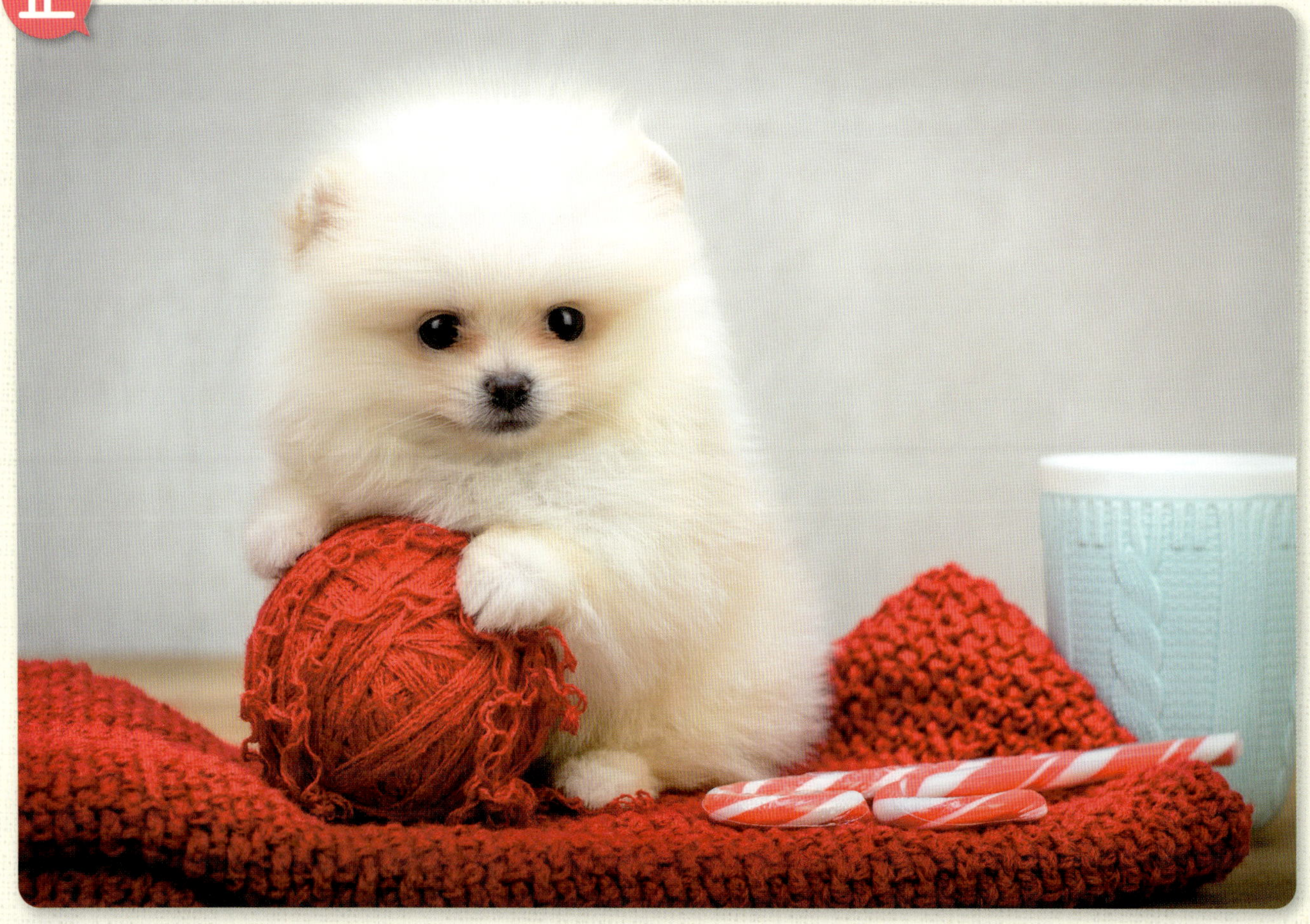

誤

まちがいは5つ。1分で探してわん。

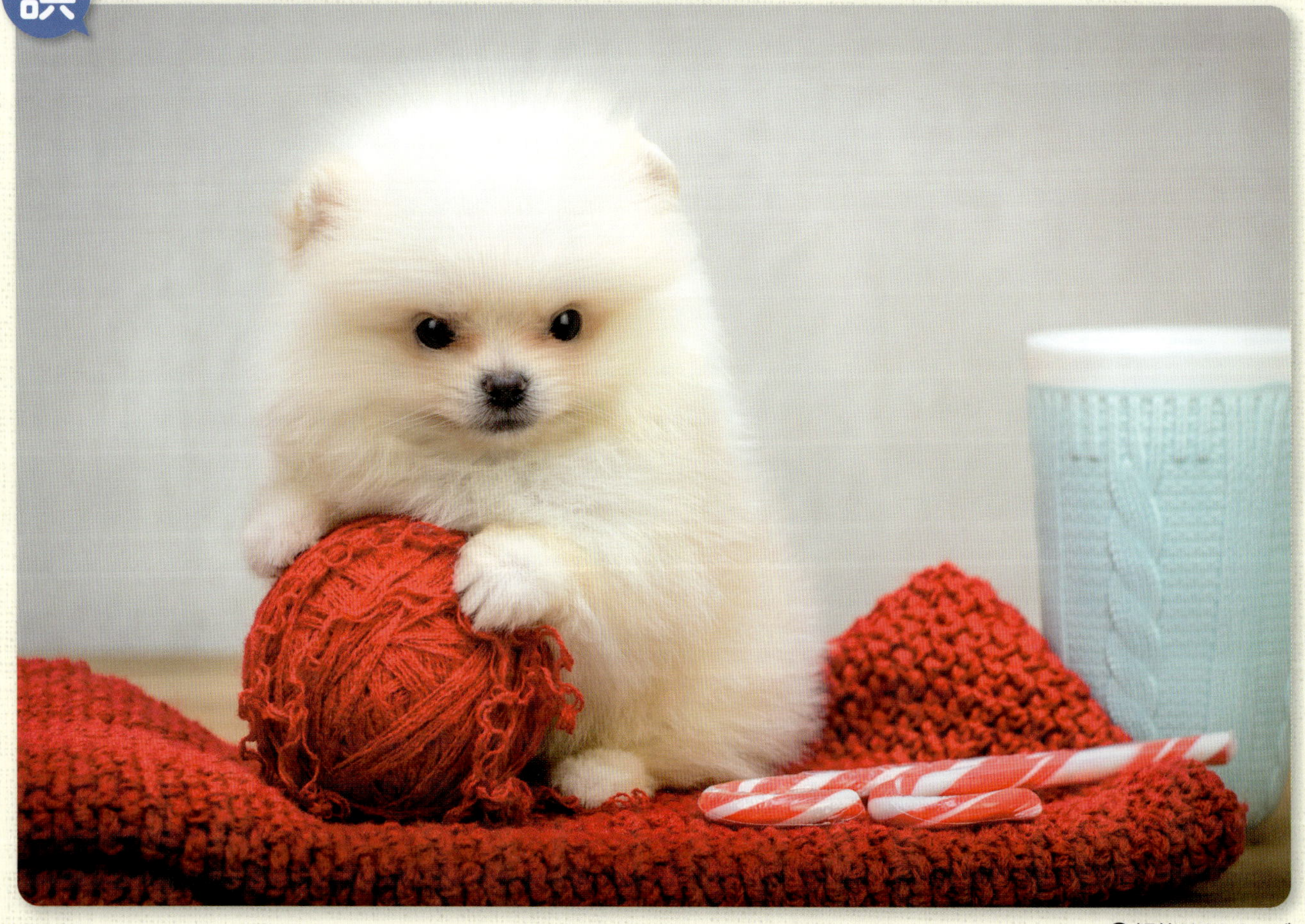

➡解答は64ページ

7 裸芸大ウケ犬

え、はいてない？
プッ、こりゃ笑える

1分で見つけた数	個
全部見つけるまでの時間	分　秒

正

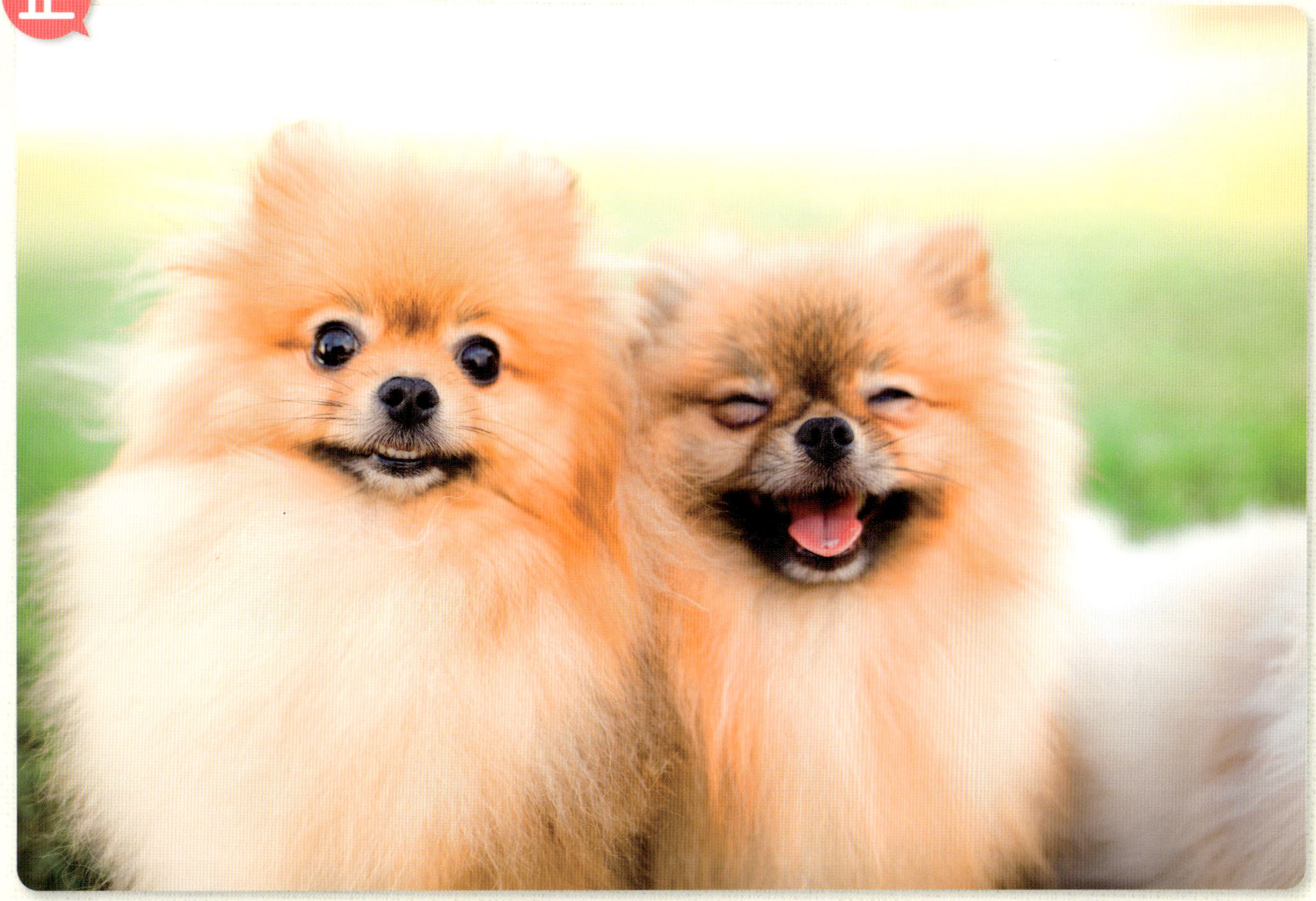

誤　まちがいは５つ。１分で探してわん。

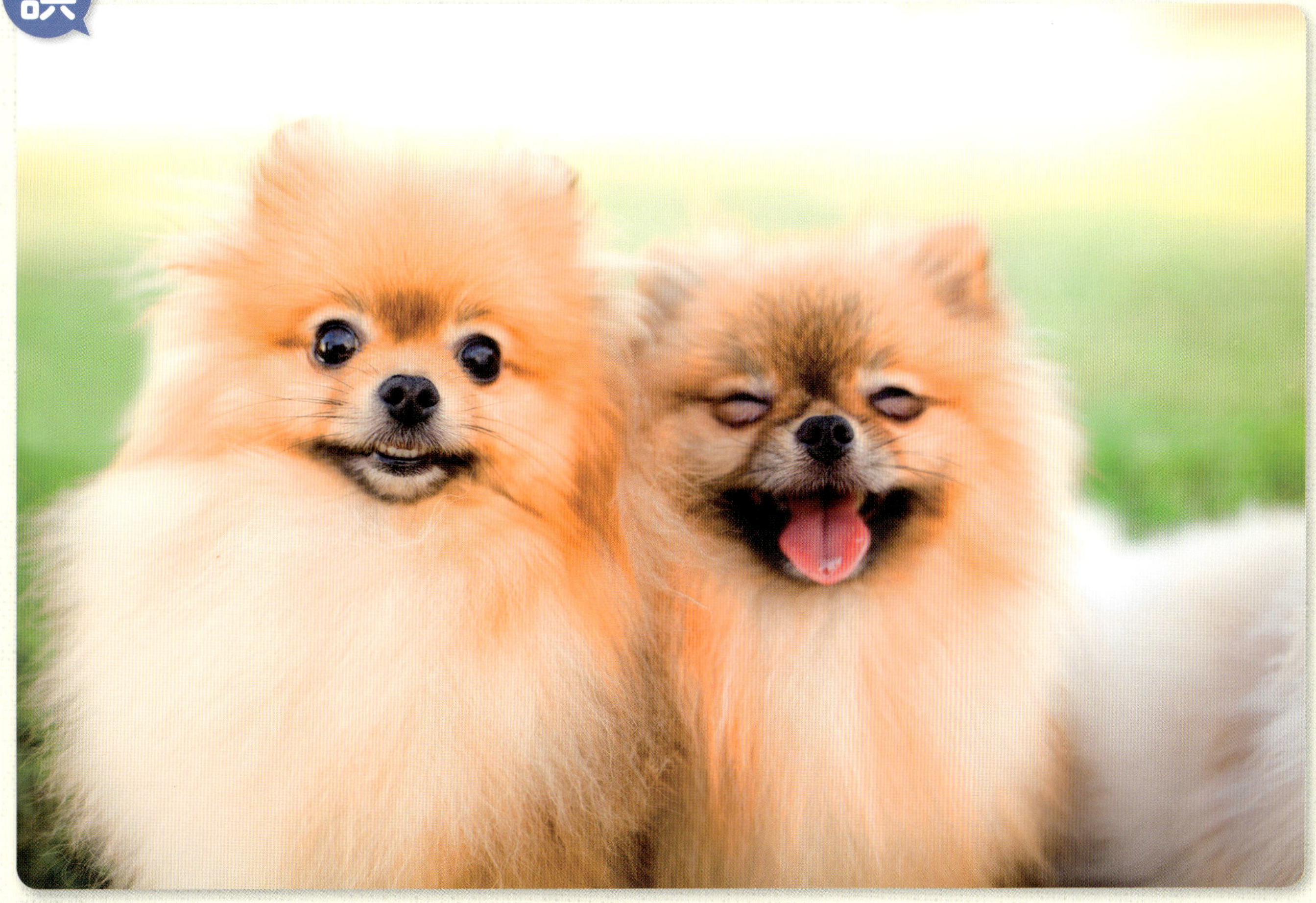

➡解答は65ページ

8 野球観戦犬

今のは絶対ストライク！
抗議しなきゃ！コーギーだけに

1分で見つけた数	個
全部見つけるまでの時間	分　秒

正

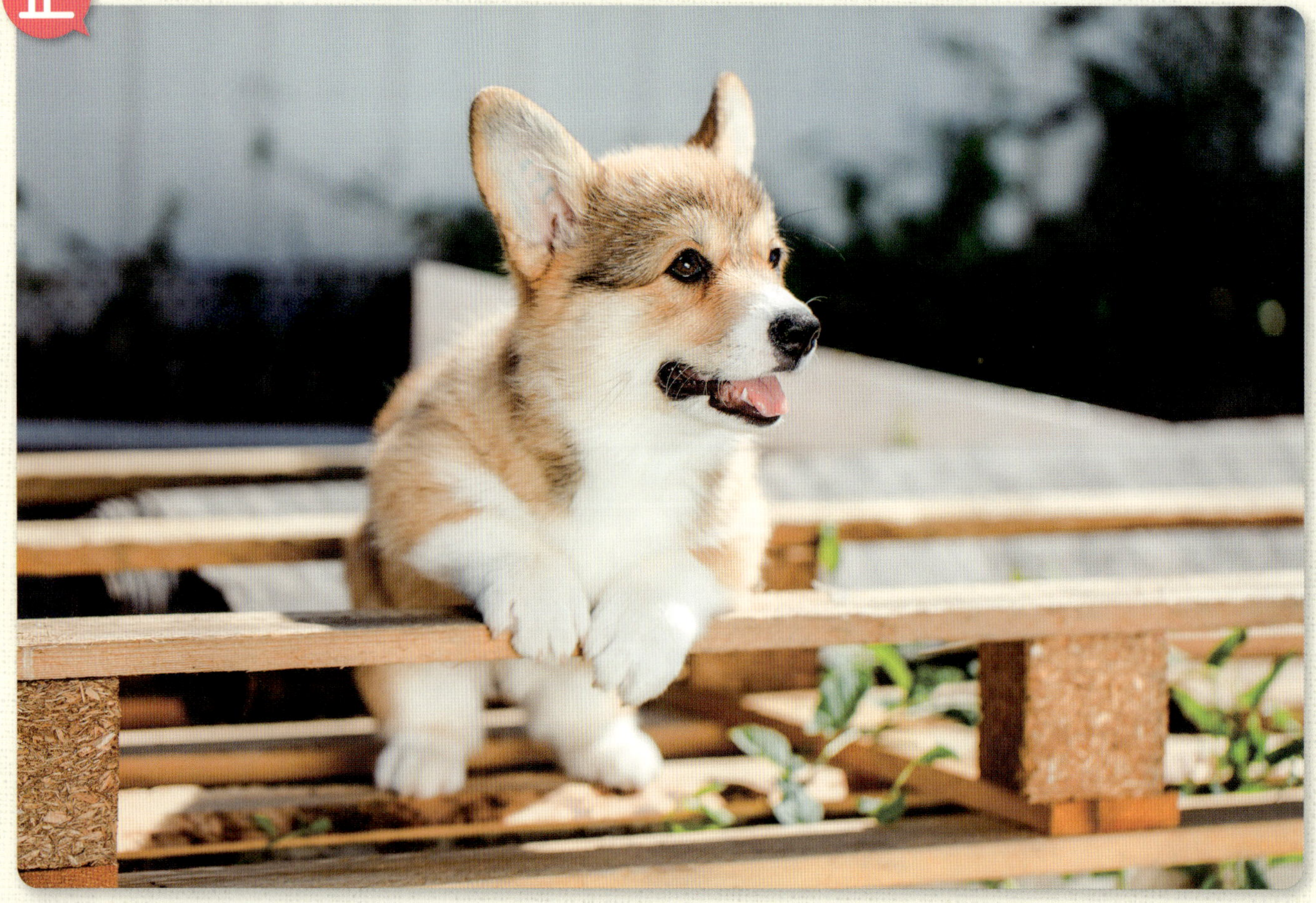

誤

まちがいは5つ。1分で探してわん。

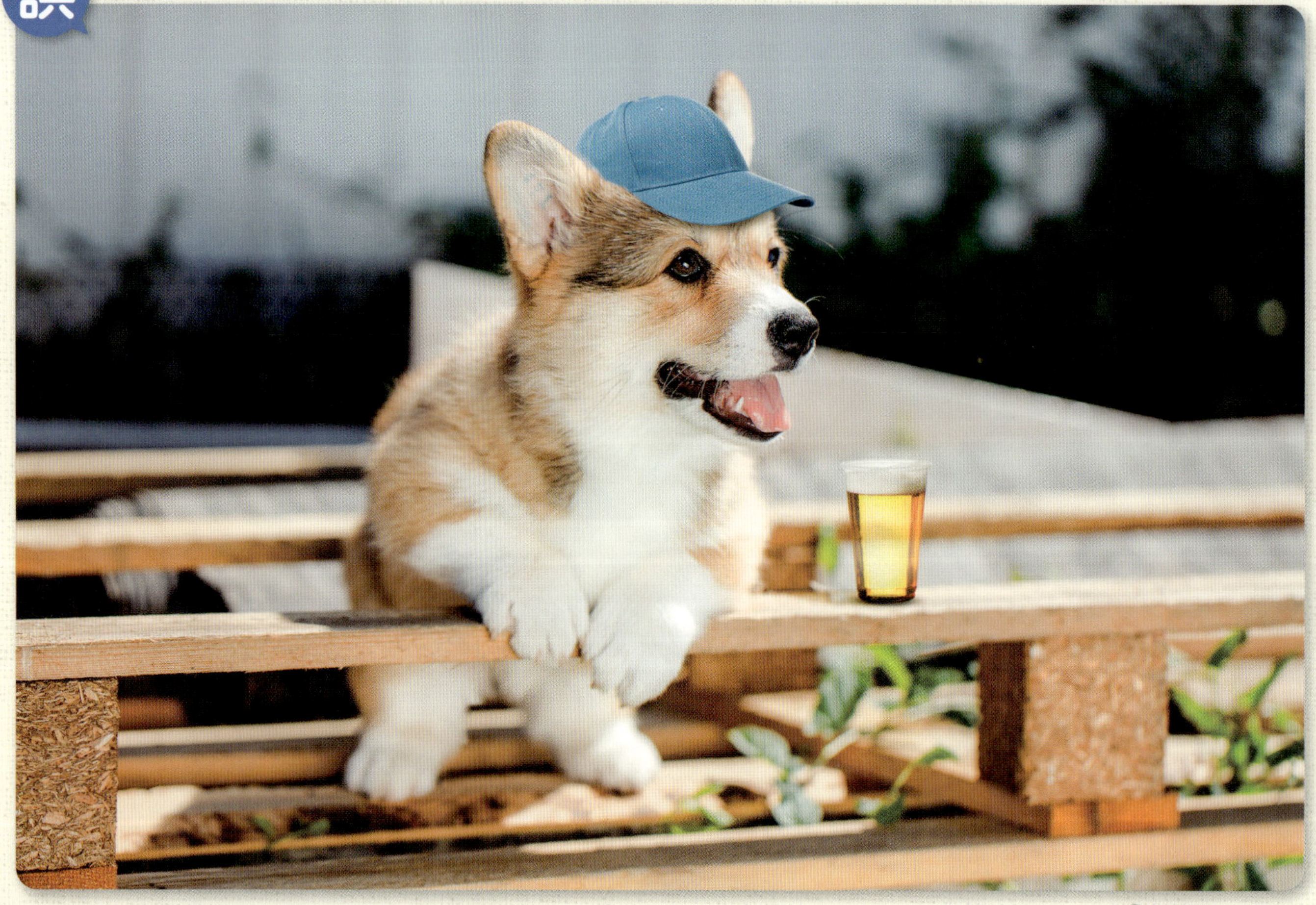

➡解答は65ページ

9 物まね犬

ほら、子ガメさんと
同じポーズ

1分で見つけた数	個
全部見つけるまでの時間	分　秒

正

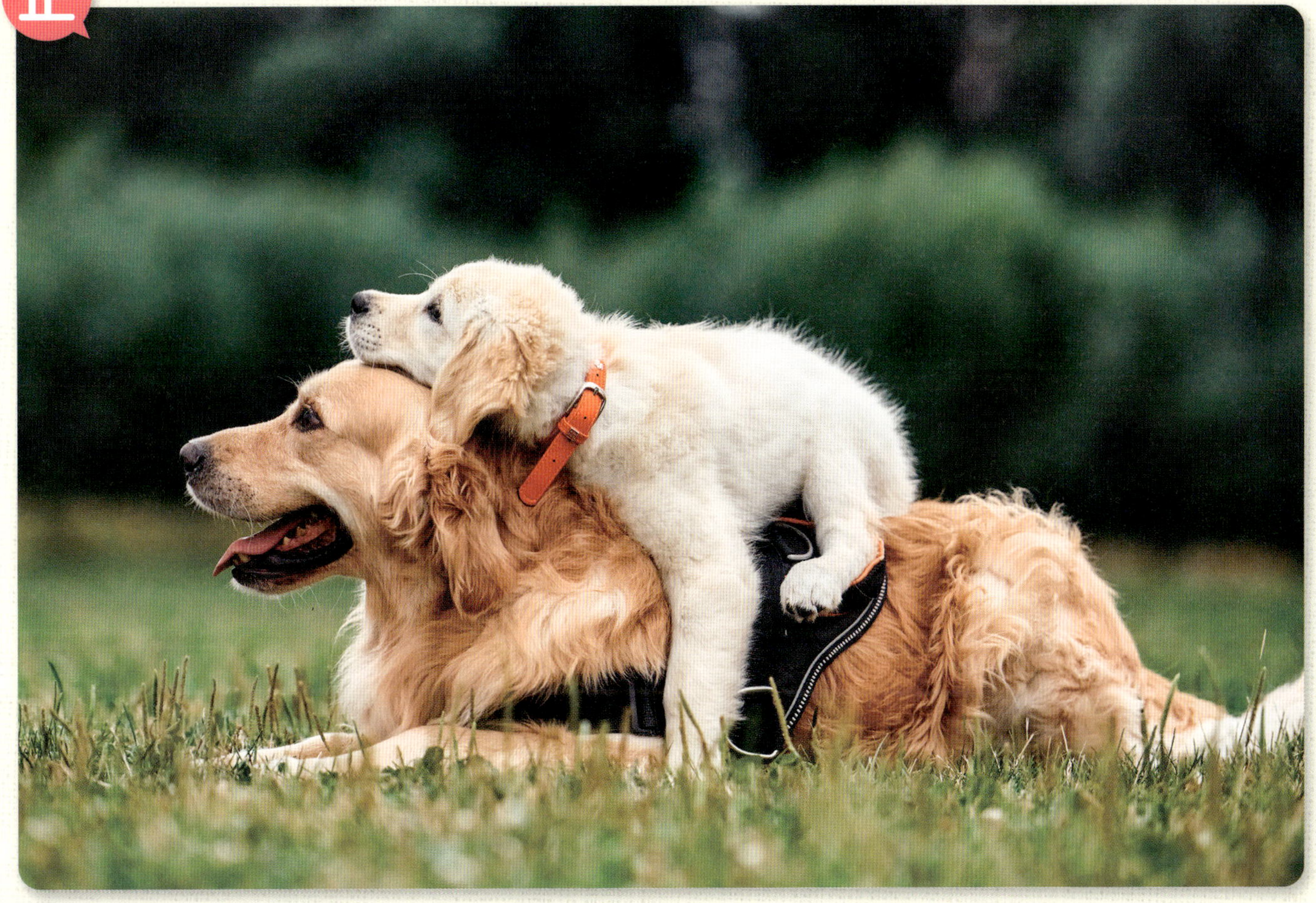

誤

まちがいは5つ。1分で探してわん。

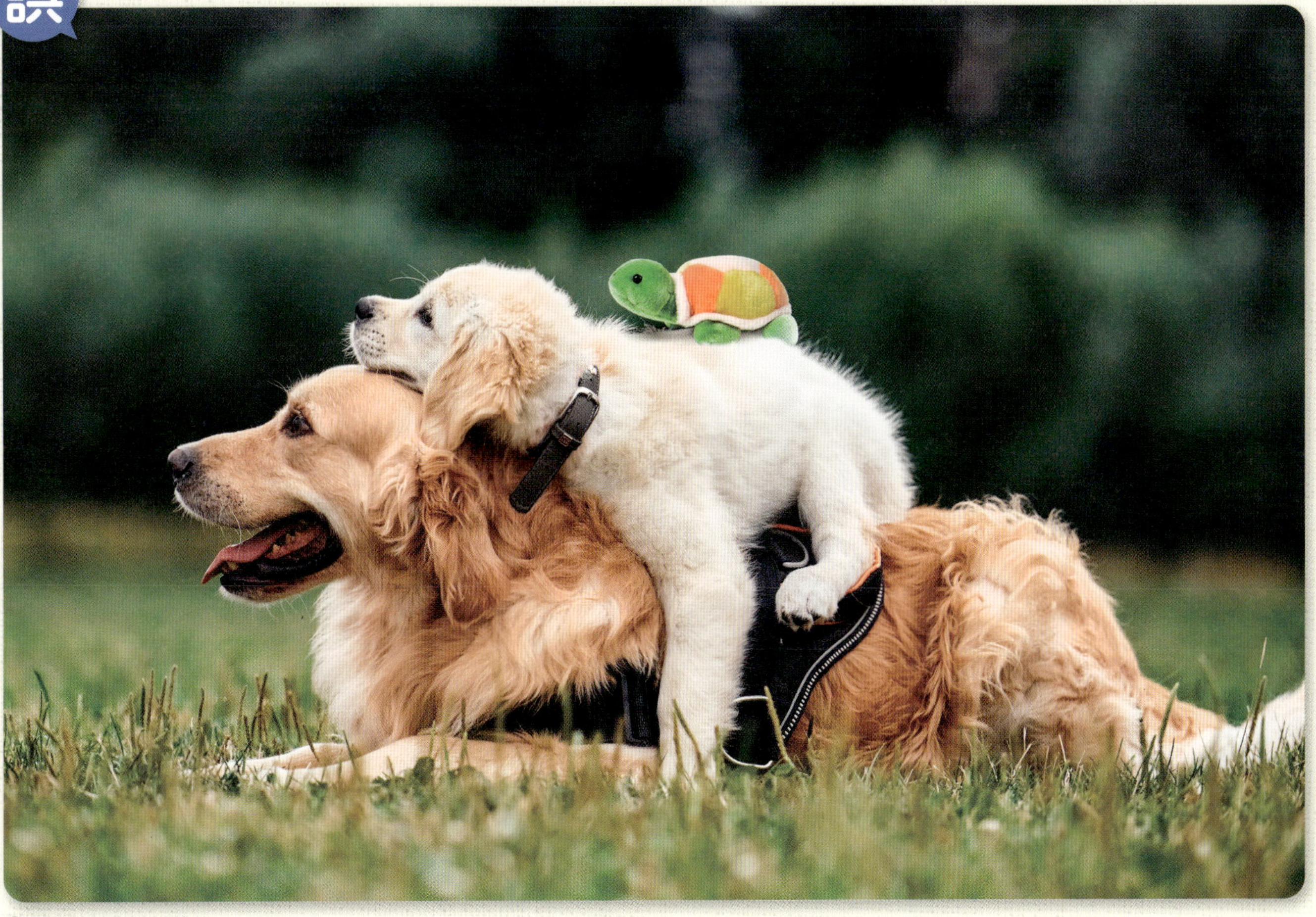

➡解答は65ページ

10 お散歩こだわり犬

ちょっと待て。
まだ、ここのにおい
チェック終わってない

1分で見つけた数	個
全部見つけるまでの時間	分　秒

正

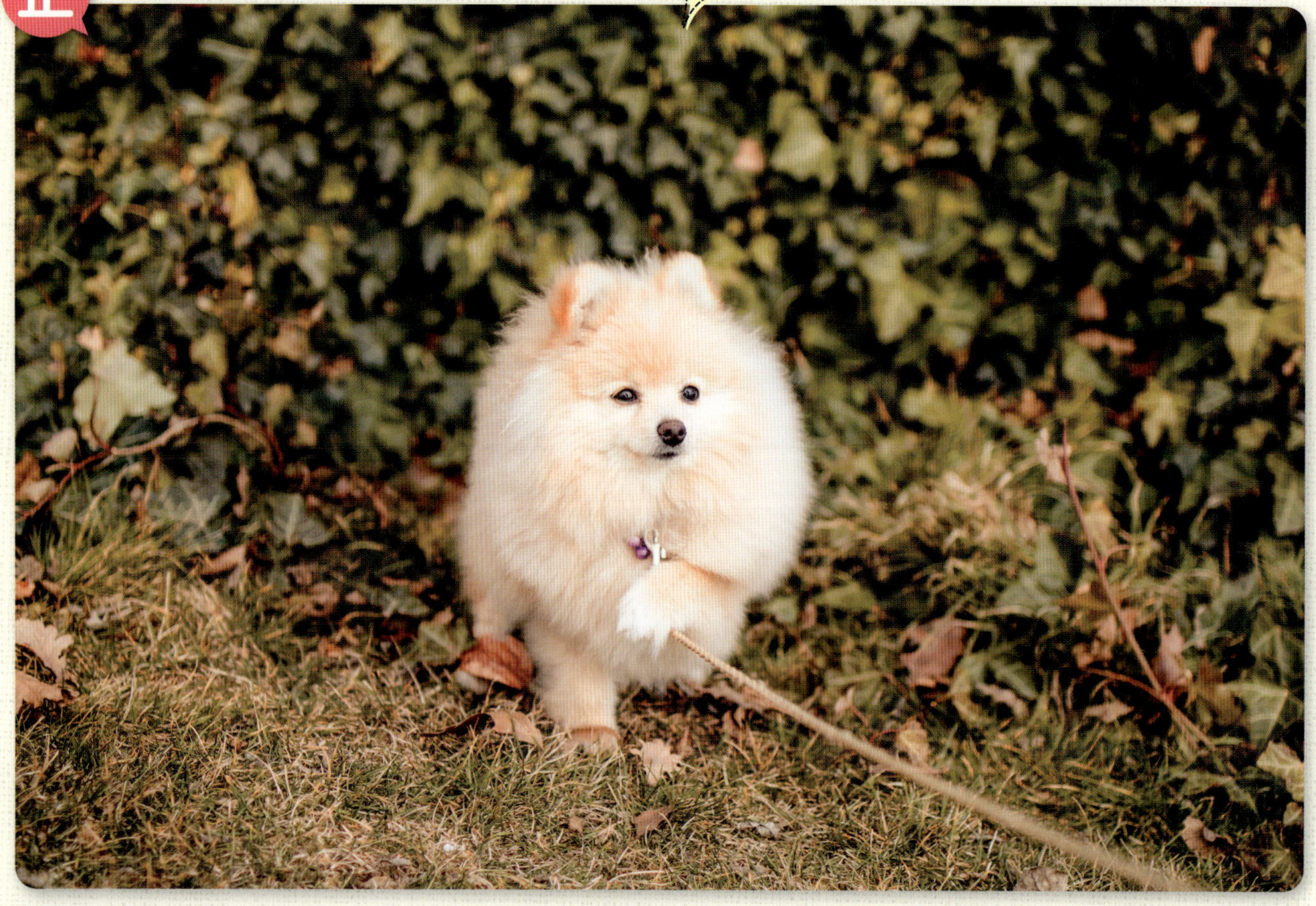

誤

まちがいは5つ。1分で探してわん。

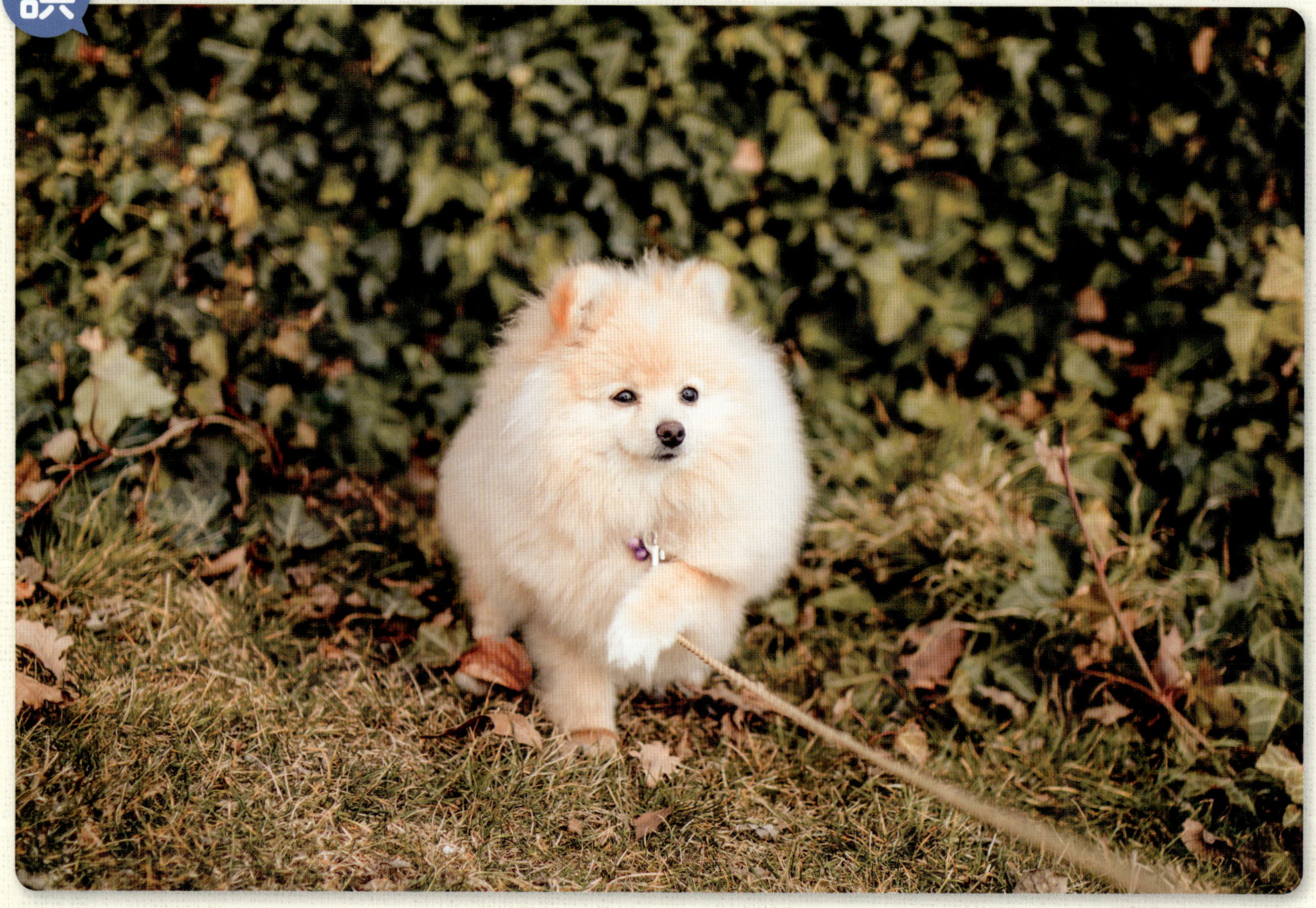

➡解答は65ページ

11 名医犬

ご安心ください。
手術は無事に成功しました

1分で見つけた数	個
全部見つけるまでの時間	分　秒

正

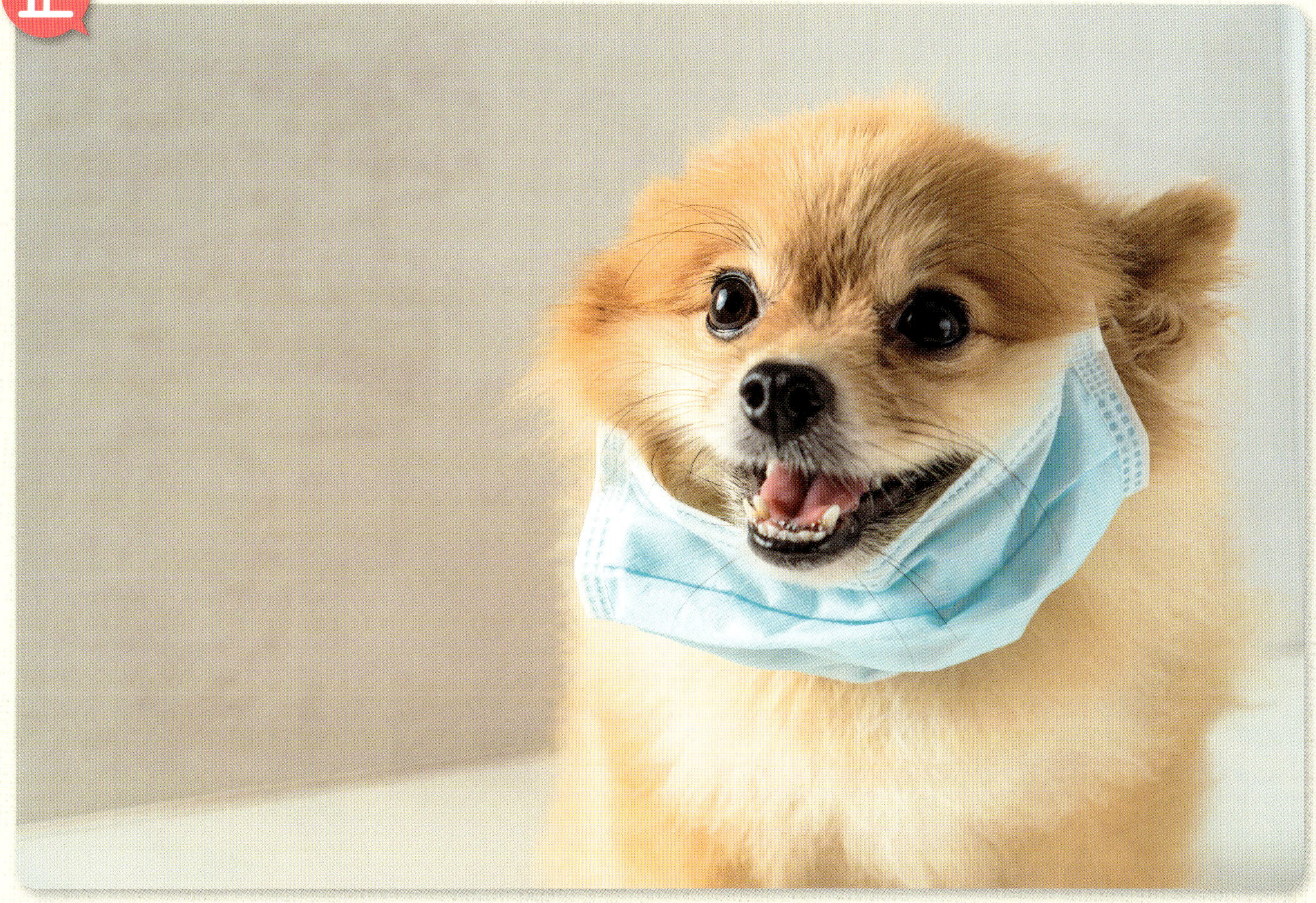

誤　まちがいは５つ。１分で探してわん。

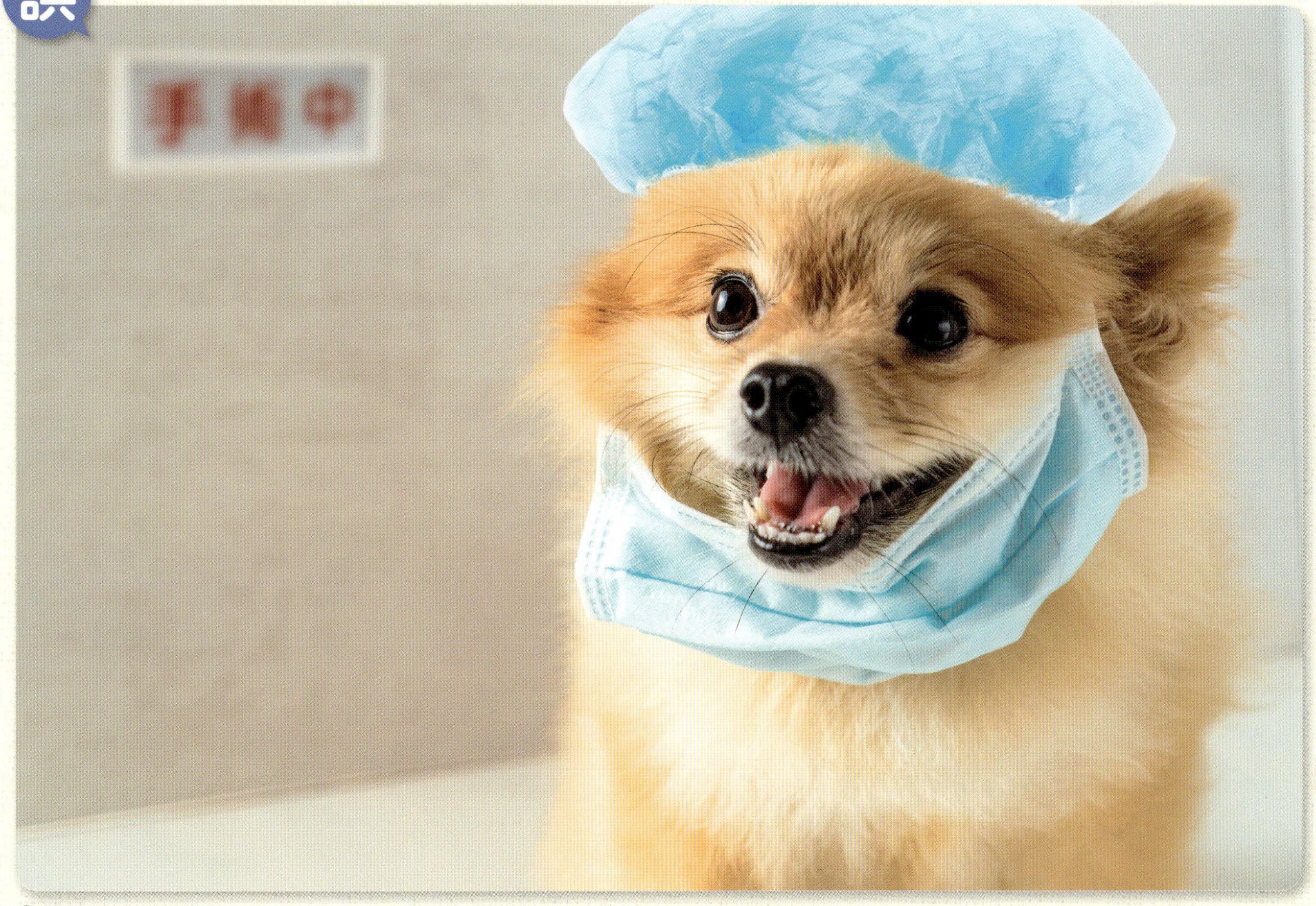

➡解答は65ページ

12 言い訳犬

いえ、
空気を入れてる
とこです

1分で見つけた数	個
全部見つけるまでの時間	分　秒

正

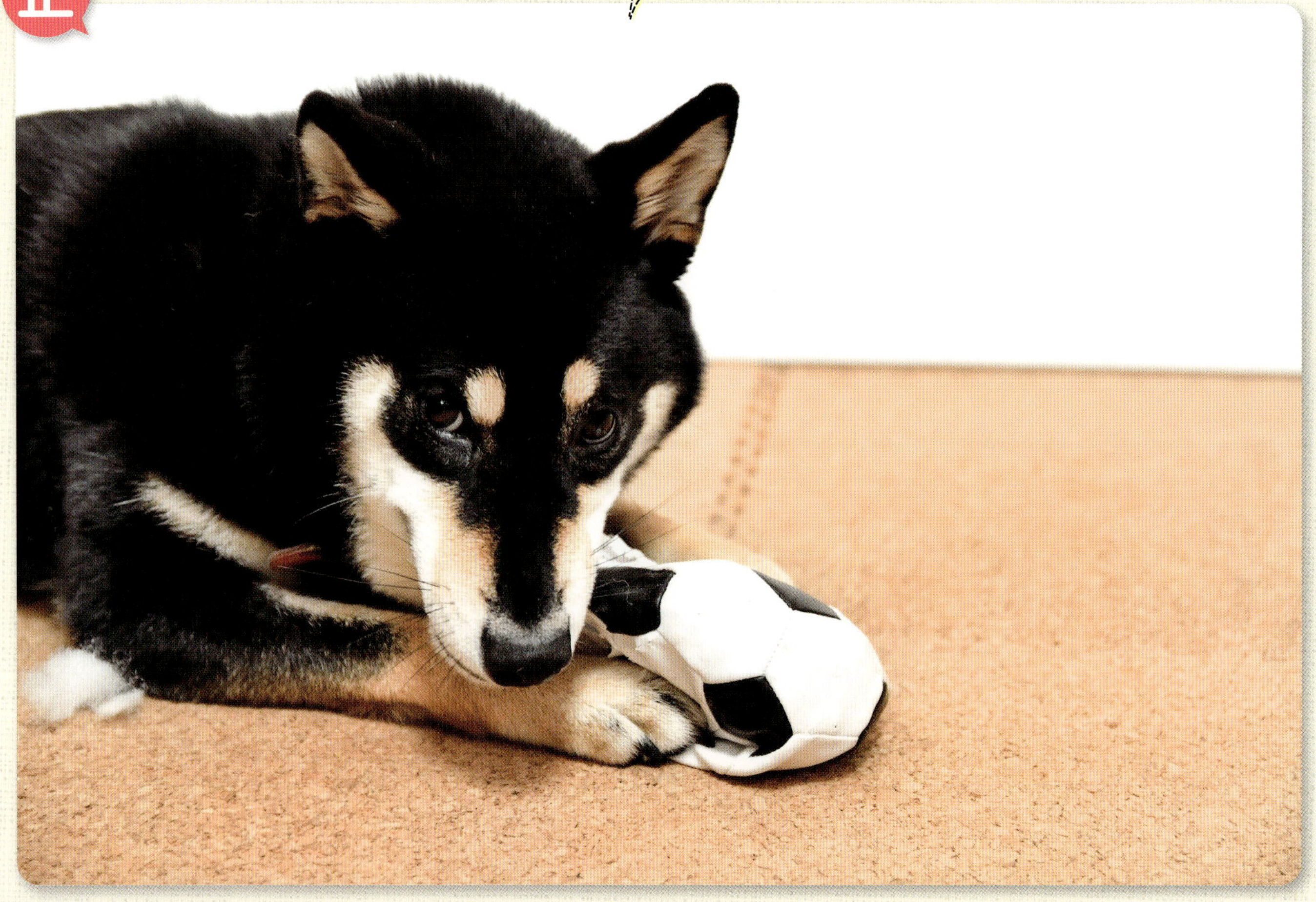

誤

まちがいは5つ。1分で探してわん。

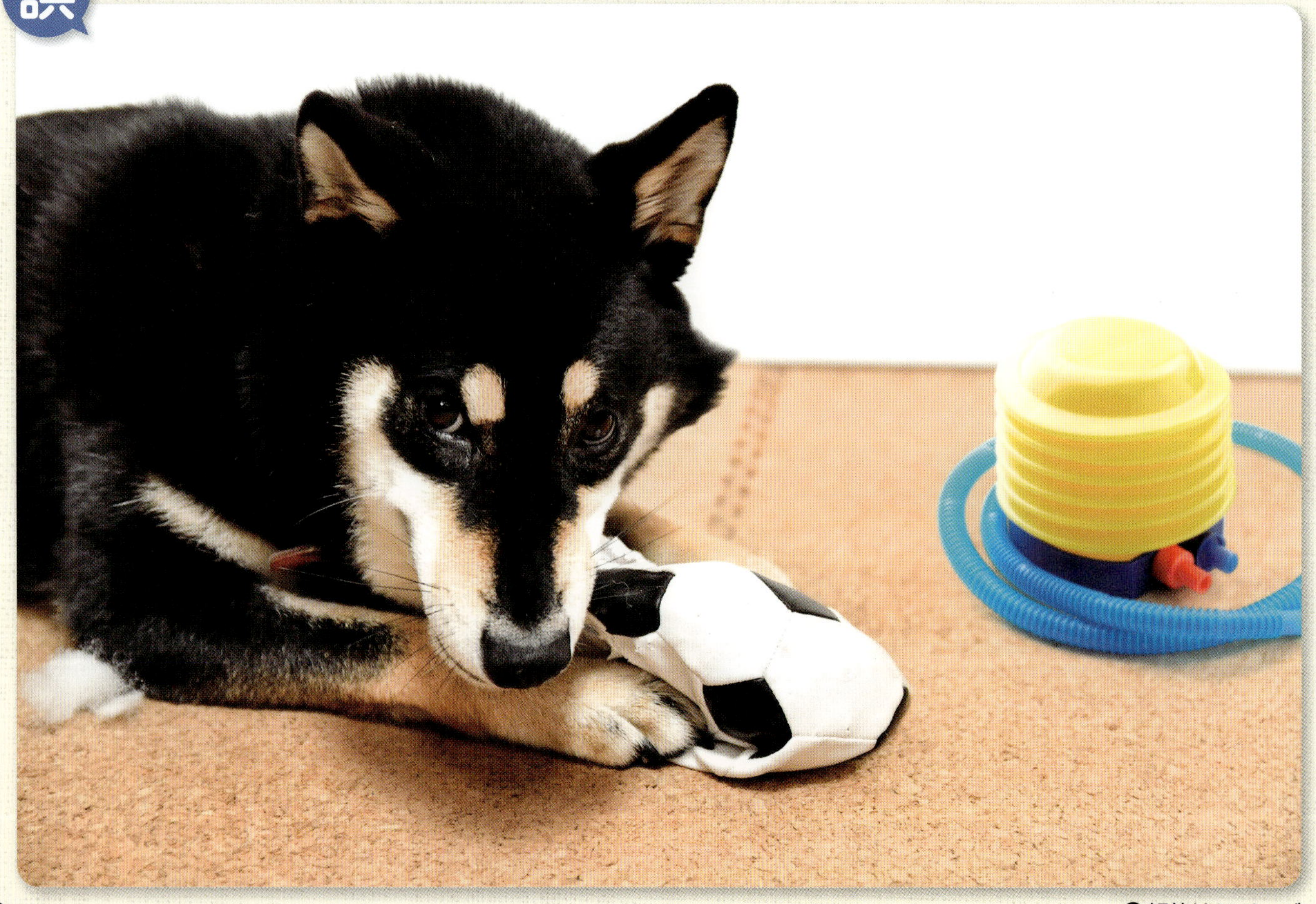

➡解答は65ページ

13 寝言犬

電車混んでんな……
ムニャムニャ

1分で見つけた数	個
全部見つけるまでの時間	分　秒

正

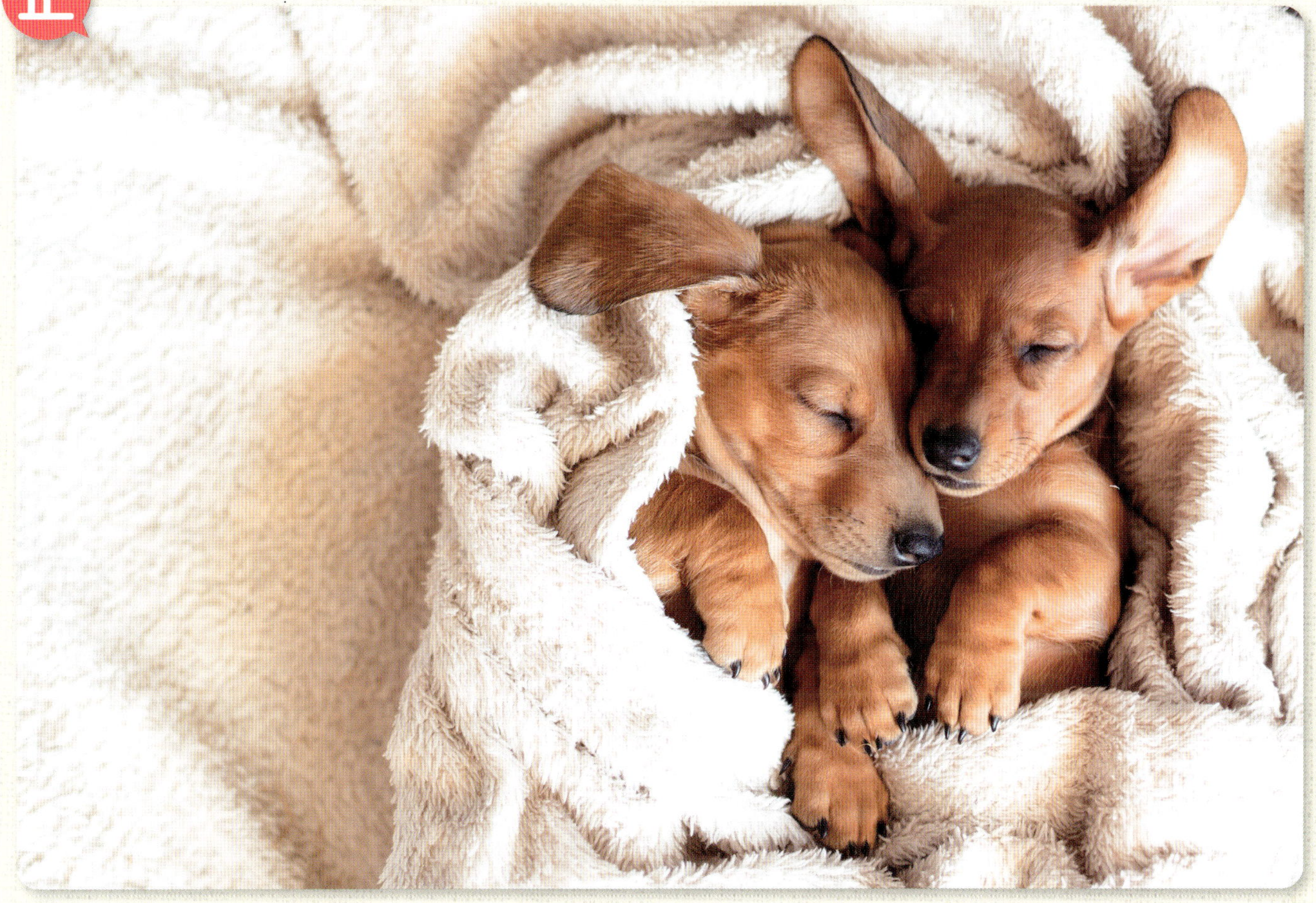

誤

まちがいは５つ。１分で探してわん。

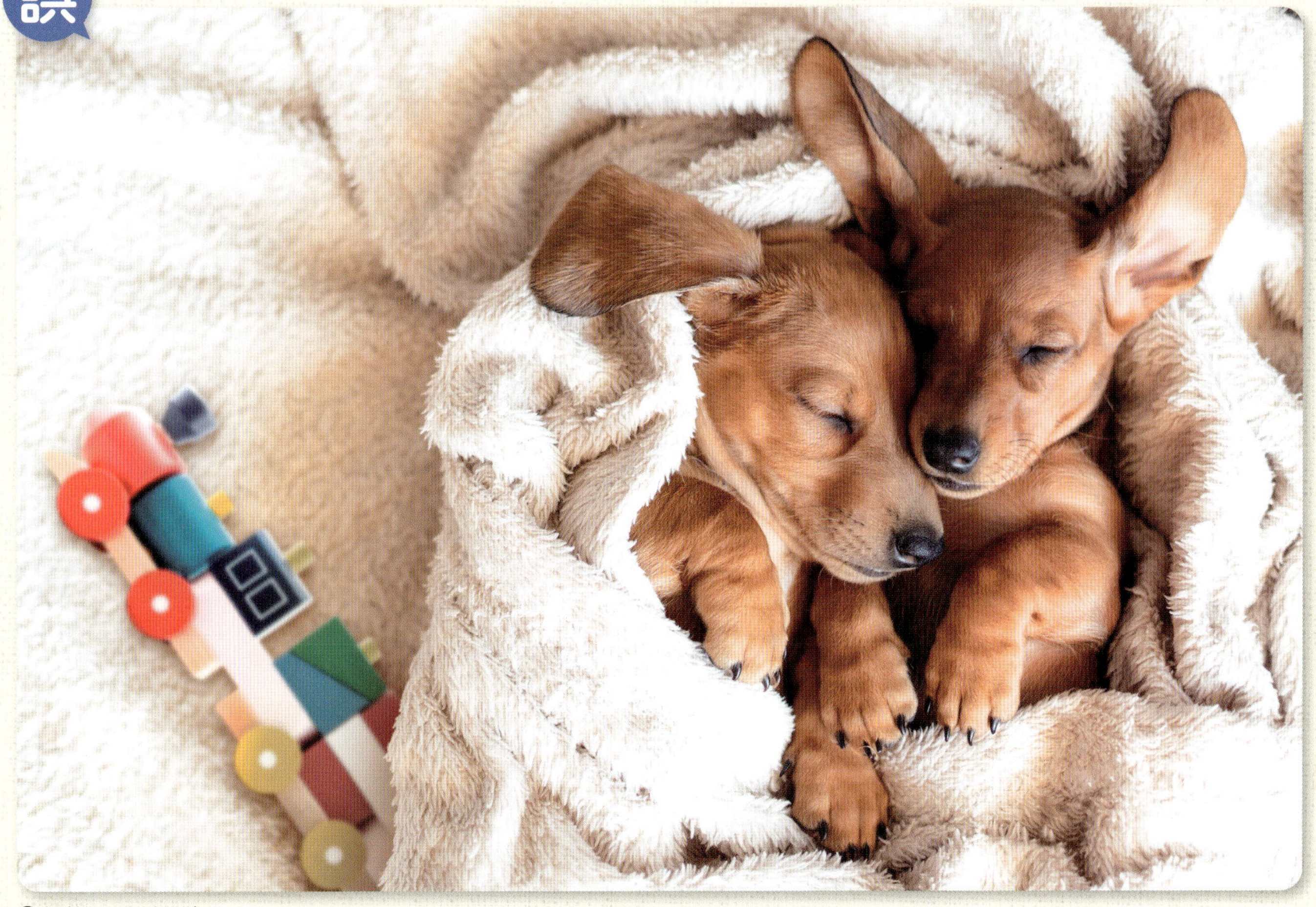

➡解答は65ページ

14 お散歩終了犬

えー、来たばっかりじゃん。
もうちょっと遊ぼうよー

1分で見つけた数	個
全部見つけるまでの時間	分　秒

正

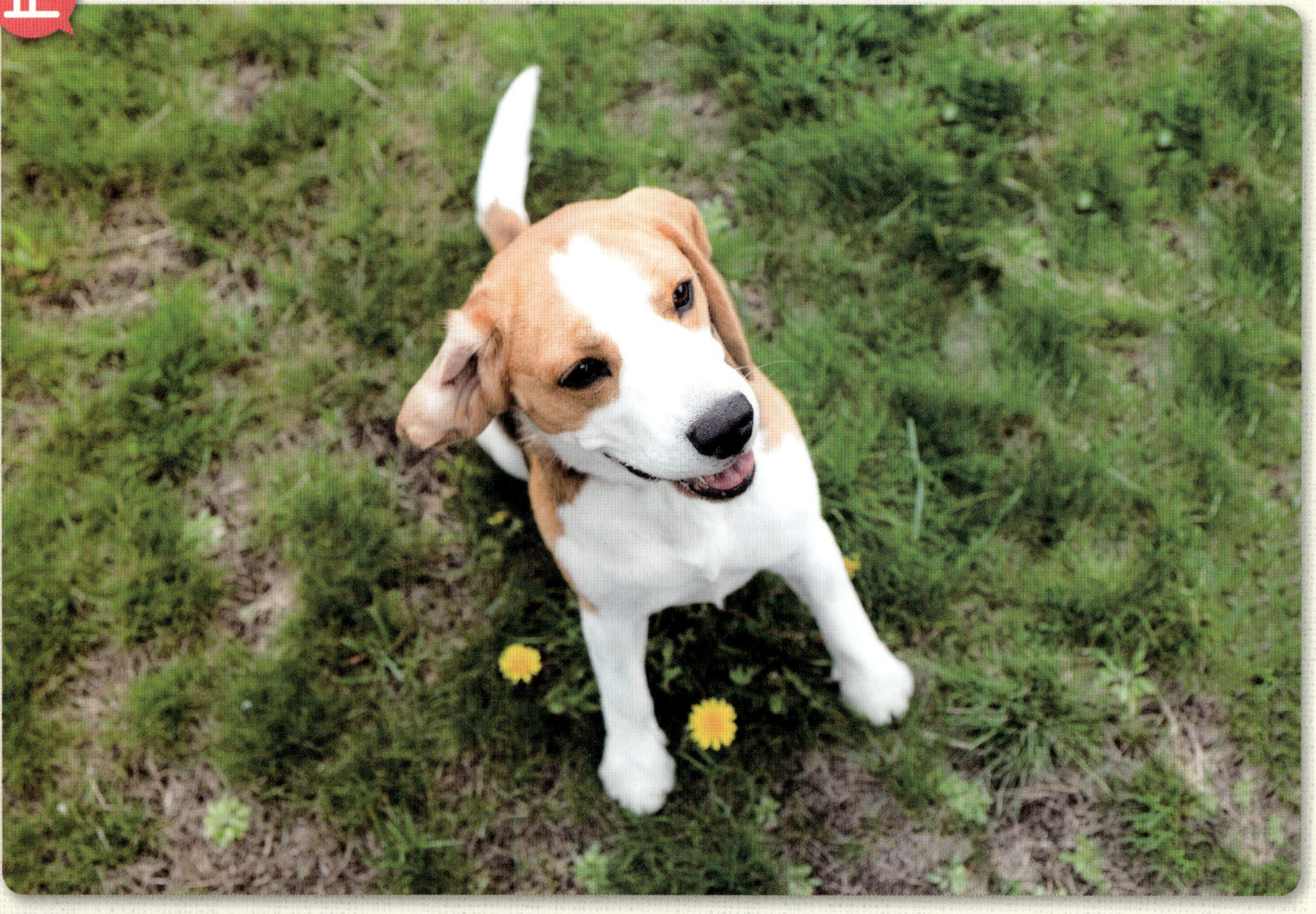

誤　まちがいは5つ。1分で探してわん。

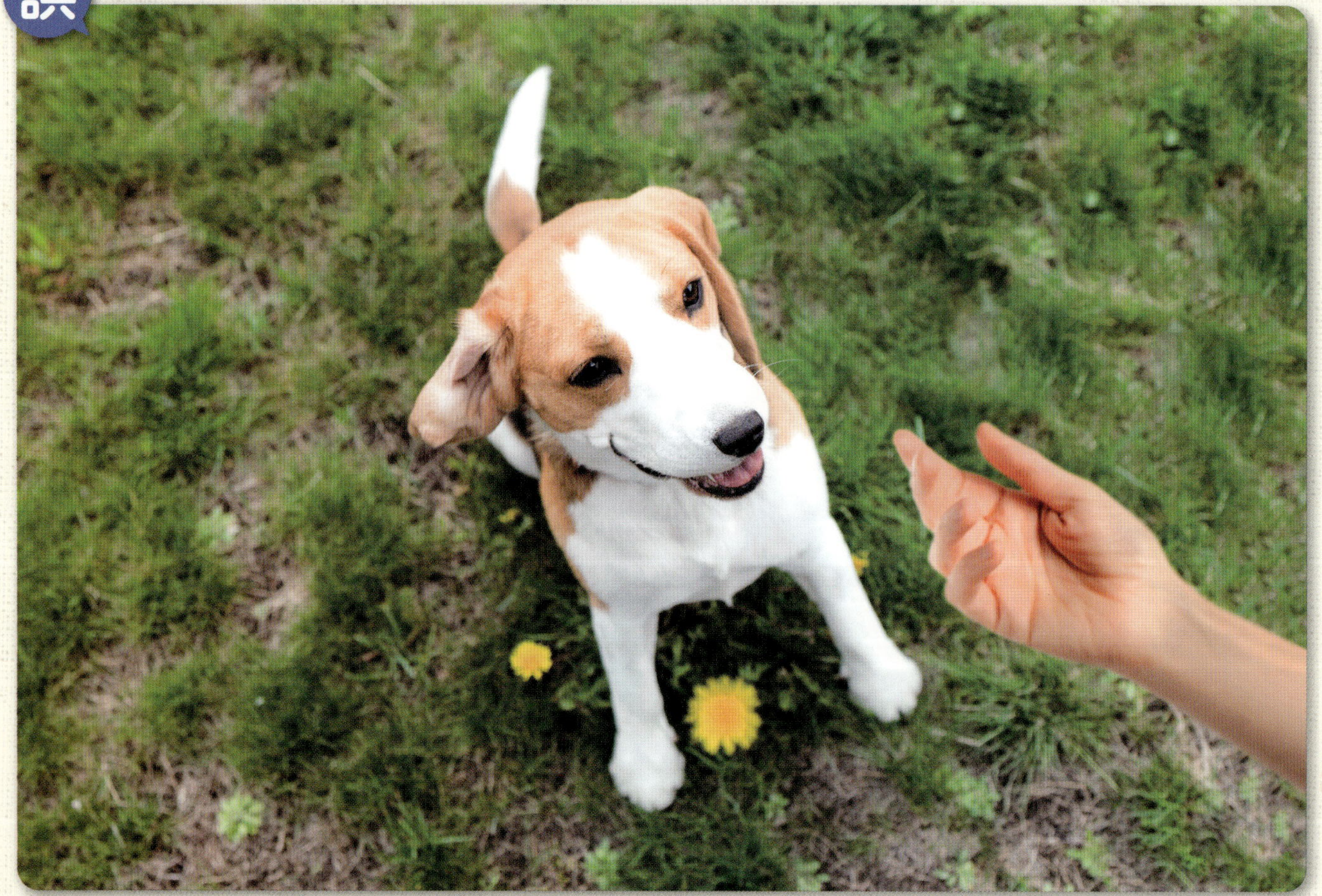

➡解答は65ページ

15 やめなよ犬

これ、
羽毛布団に
入れるの？

1分で見つけた数	個
全部見つけるまでの時間	分　秒

正

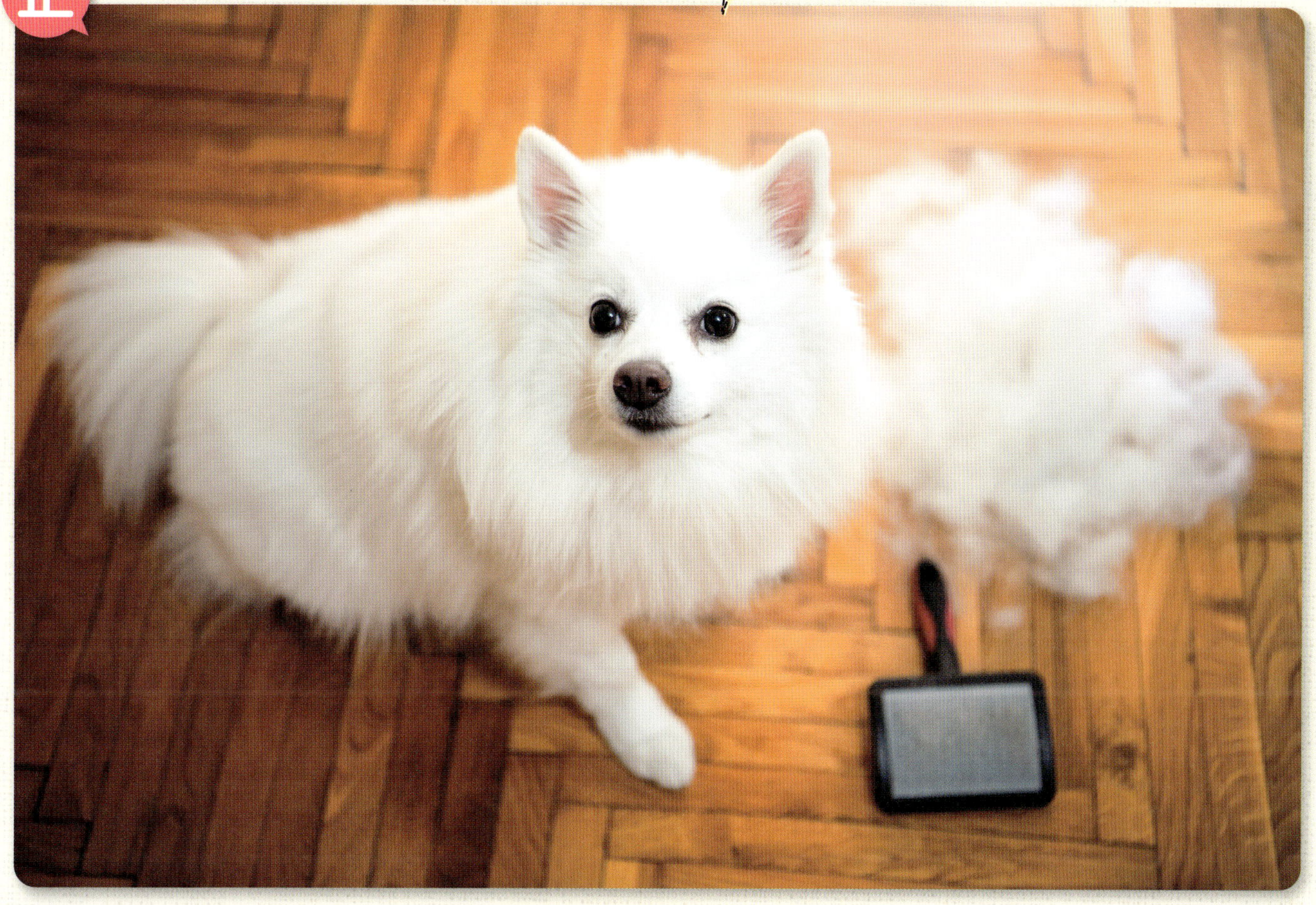

誤

まちがいは５つ。１分で探してわん。

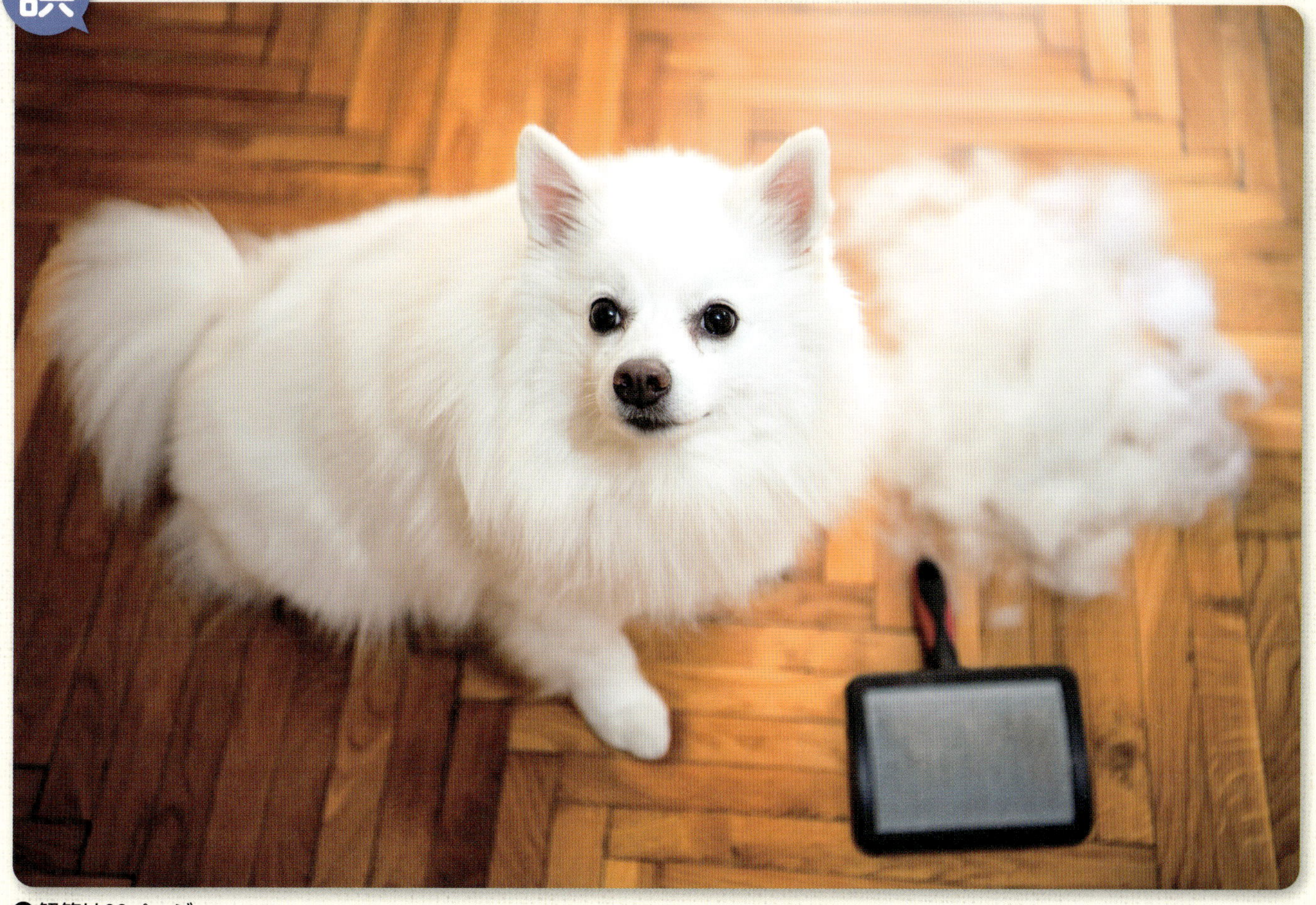

➡解答は66ページ

16 大ラッキー犬

えっ、これ全部食べていいの？

1分で見つけた数	個
全部見つけるまでの時間	分　秒

正

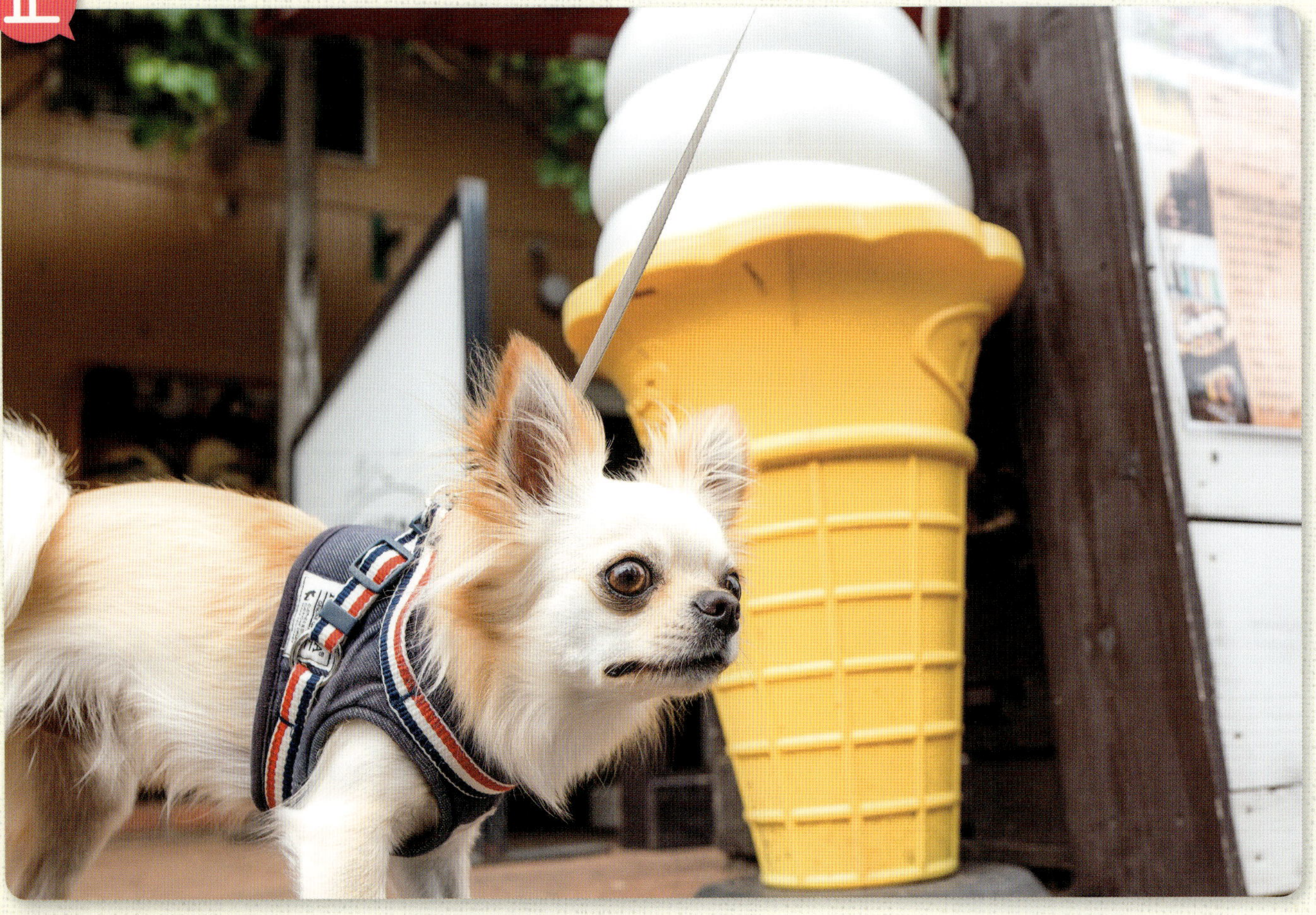

誤

まちがいは５つ。１分で探してわん。

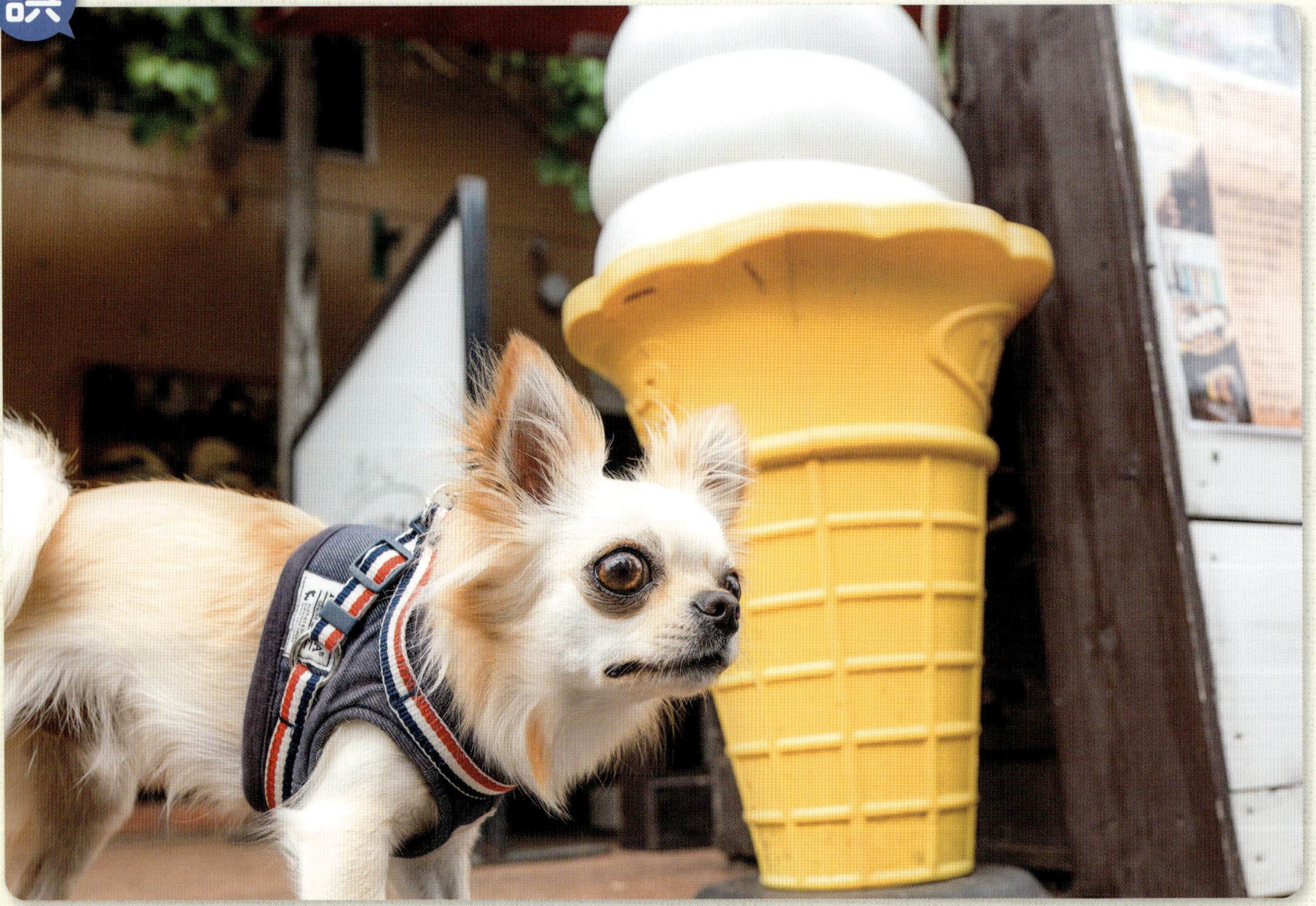

➡解答は66ページ

17 理論派犬

であるからして、
おやつちょうだい

1分で見つけた数	個
全部見つけるまでの時間	分　秒

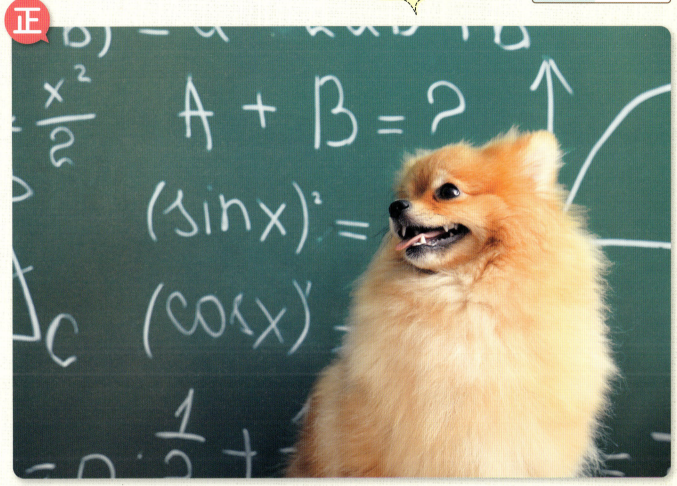

正

誤　まちがいは５つ。１分で探してわん。

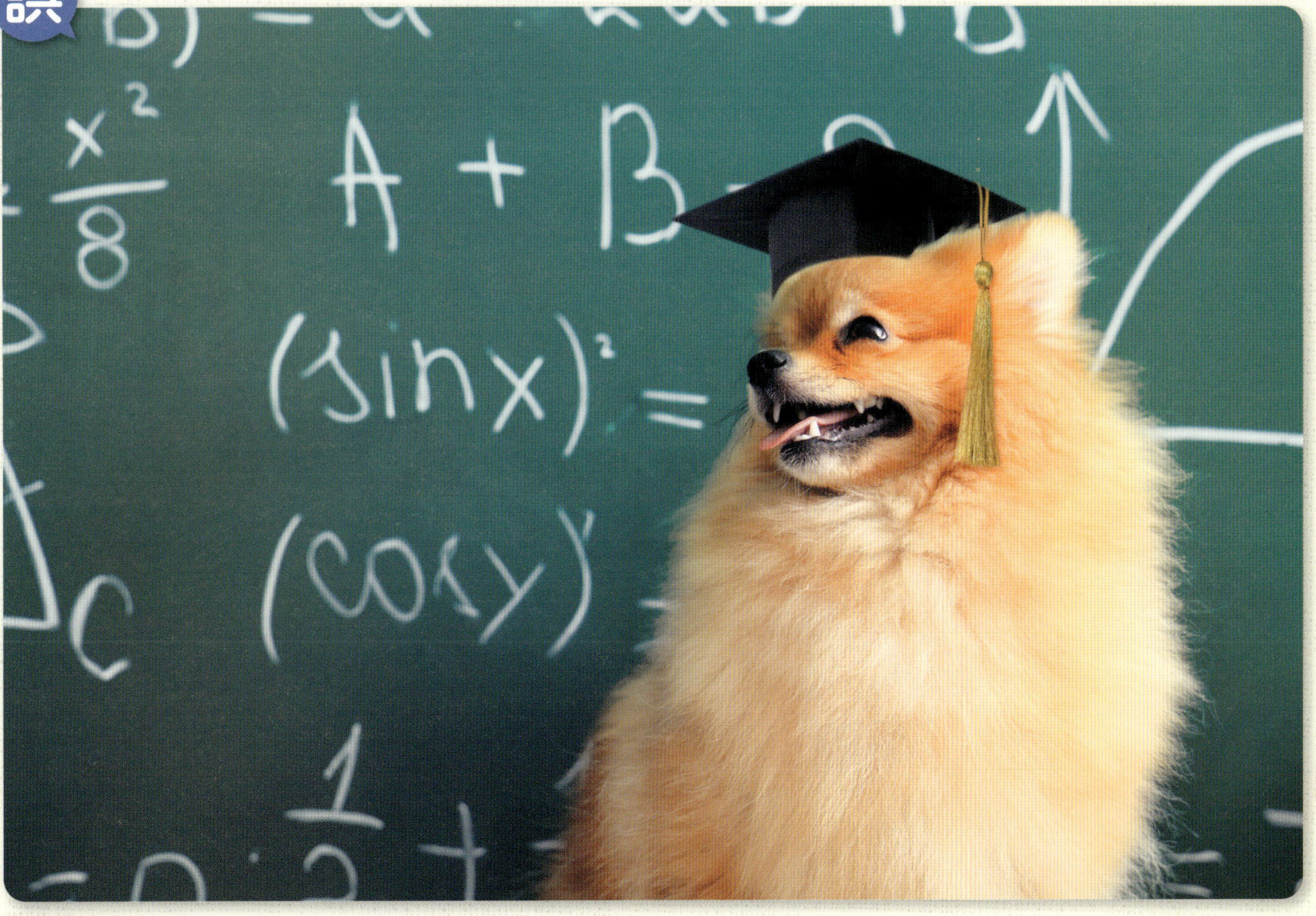

➡解答は66ページ

18 エアフリスビー犬

イメージ
トレーニング中です

1分で見つけた数	個
全部見つけるまでの時間	分　秒

正

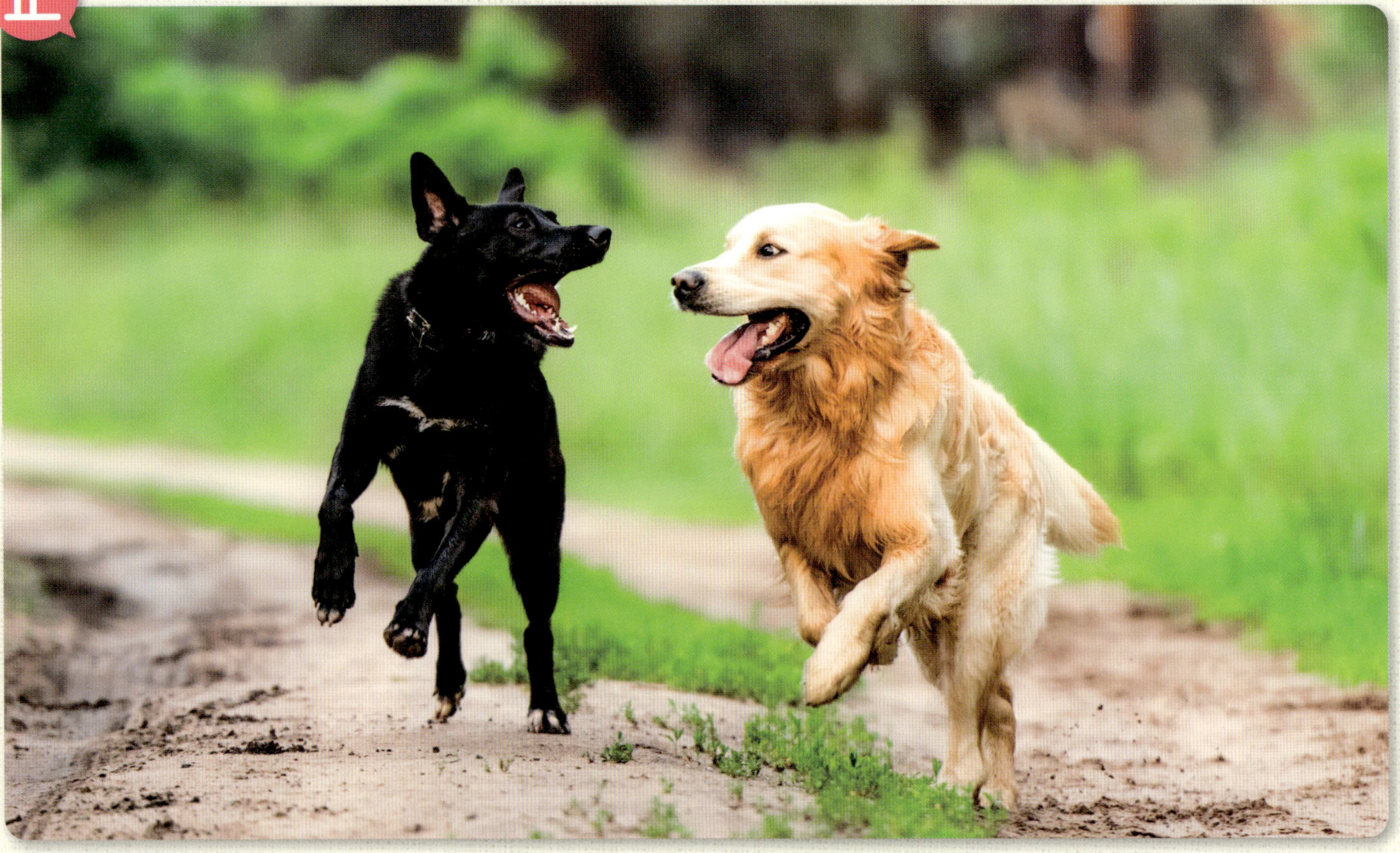

誤

まちがいは５つ。１分で探してわん。

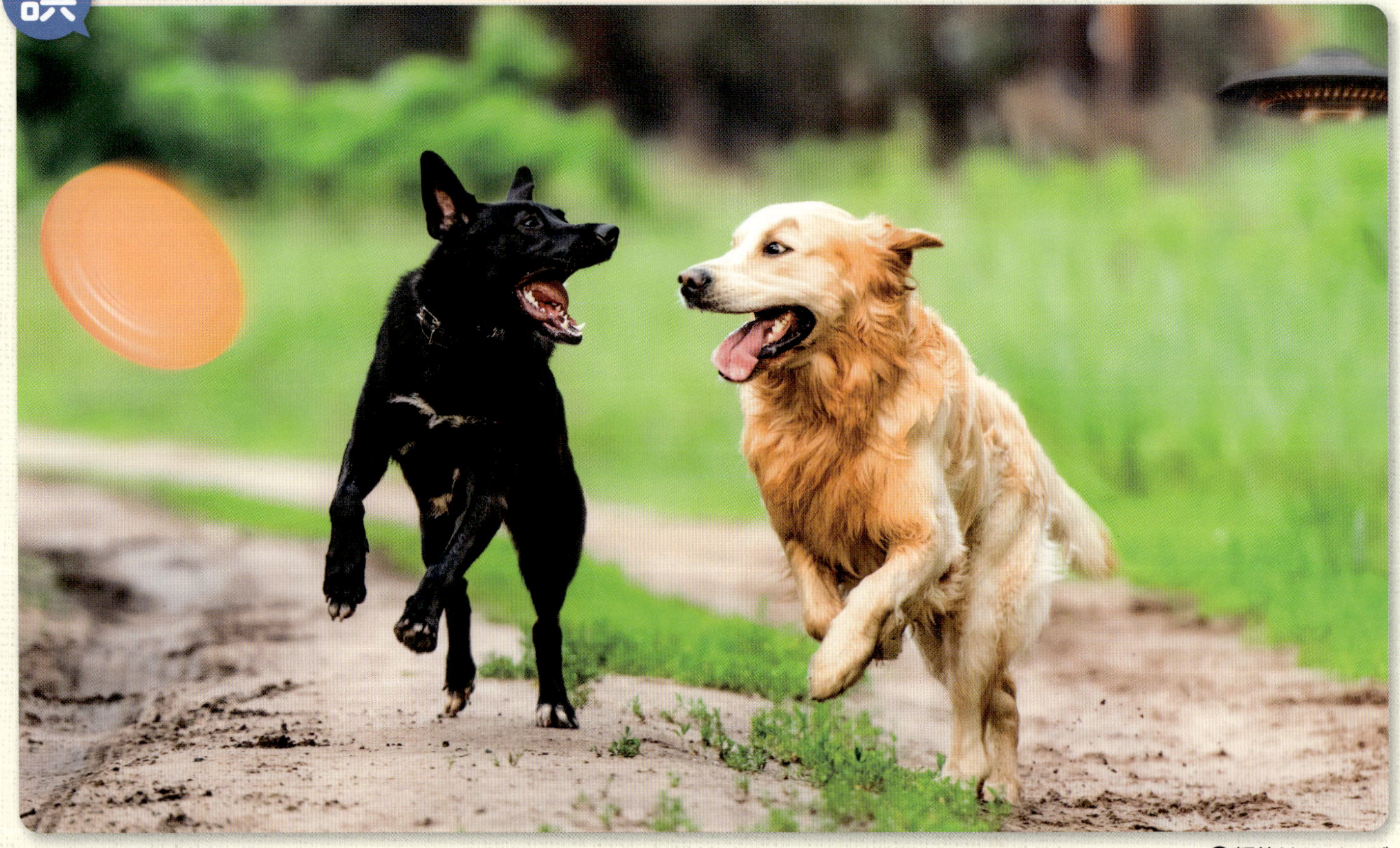

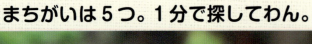

➡解答は66ページ

19 美容サロン犬

へー、人間は髪しか
洗ってもらえないんだ

1分で見つけた数	個
全部見つけるまでの時間	分　秒

正

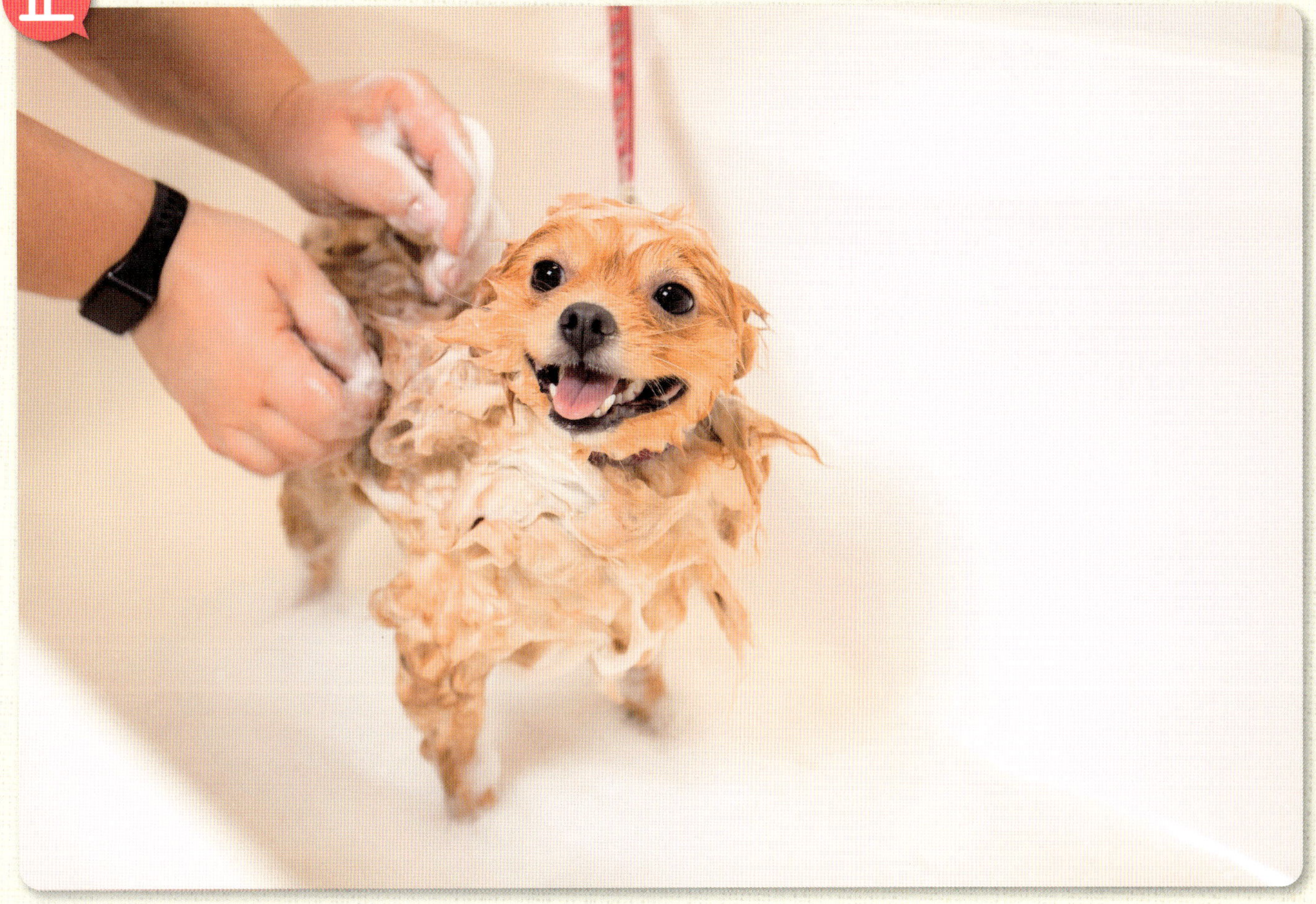

誤　まちがいは5つ。1分で探してわん。

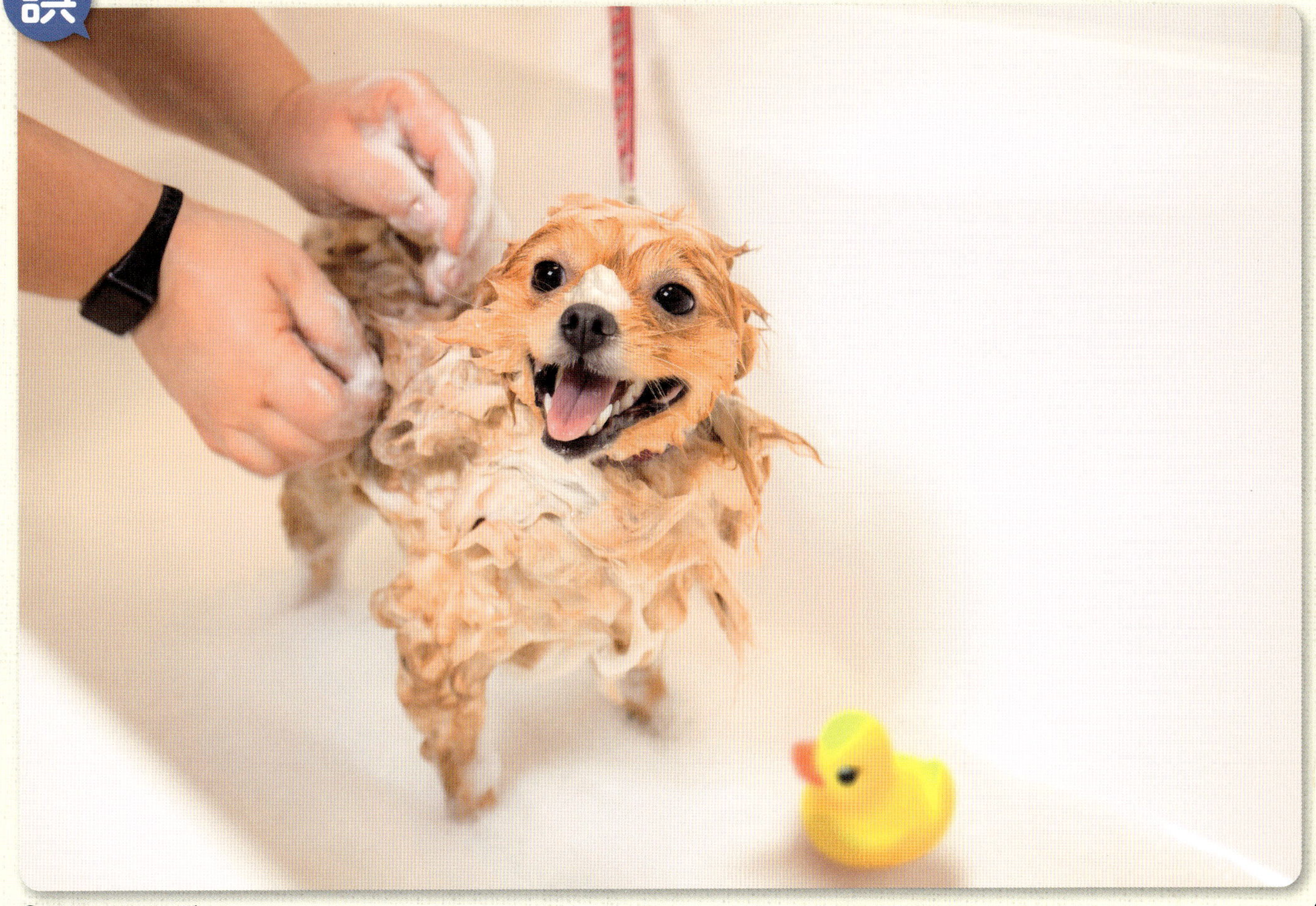

➡解答は66ページ

20 円盤投げ審判犬

65メートルーっ

1分で見つけた数	個
全部見つけるまでの時間	分　秒

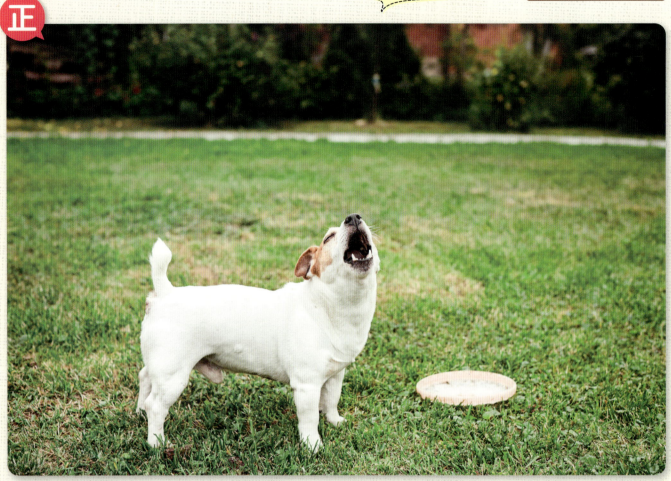

正

誤

まちがいは５つ。１分で探してわん。

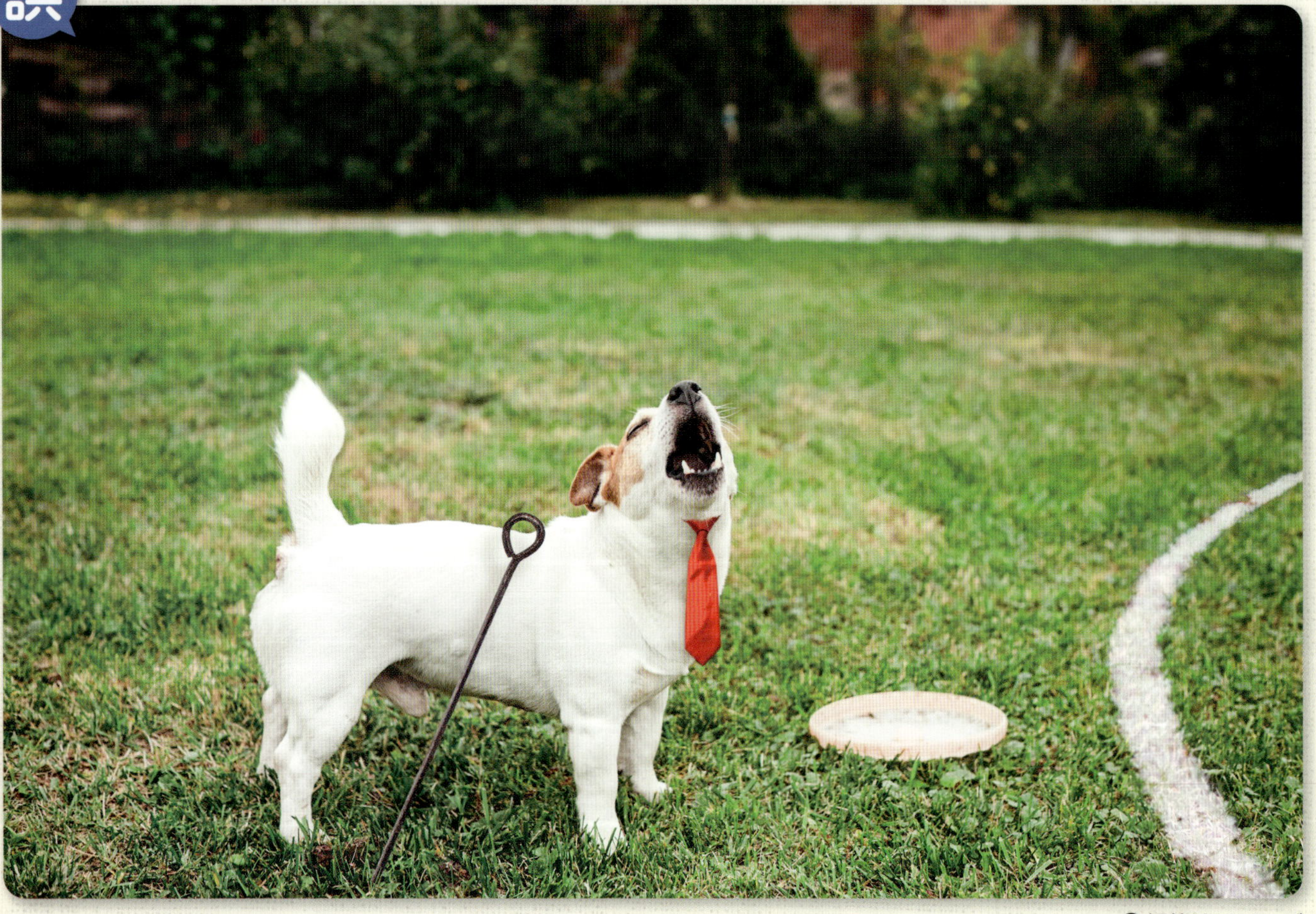

➡解答は66ページ

21 トランプ犬

あ、ババ引いたーっ

1分で見つけた数	個
全部見つけるまでの時間	分　秒

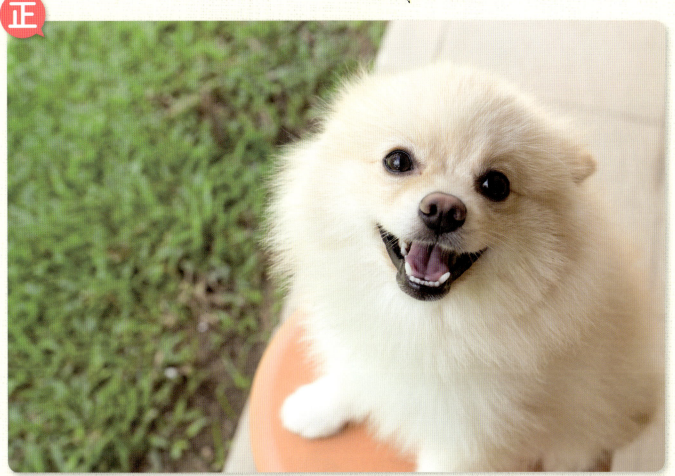

正

誤　まちがいは５つ。１分で探してわん。

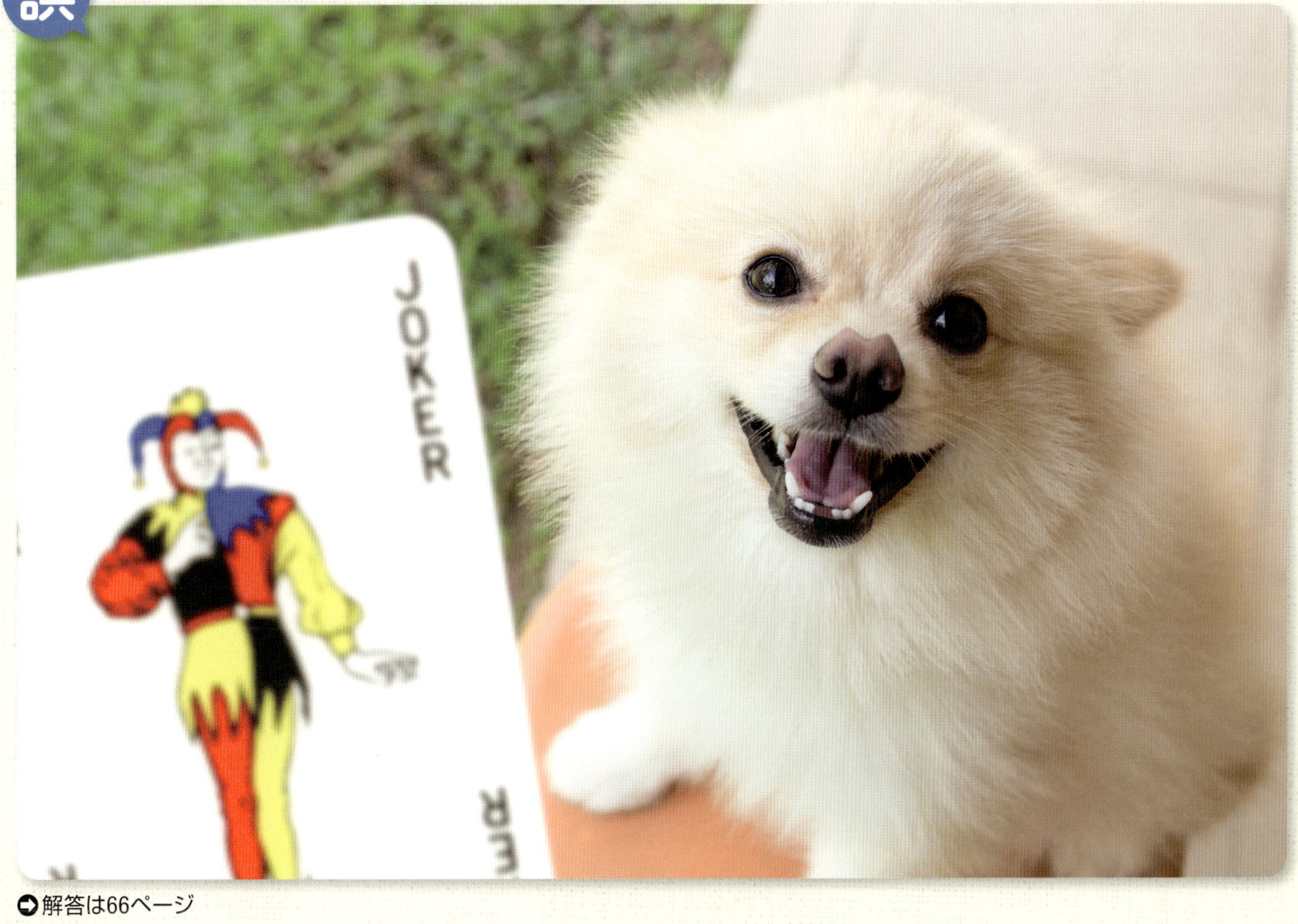

➡解答は66ページ

22 もじもじ犬

あの、おトイレの電柱は
どこでちゅか？

1分で見つけた数	個
全部見つけるまでの時間	分　秒

正

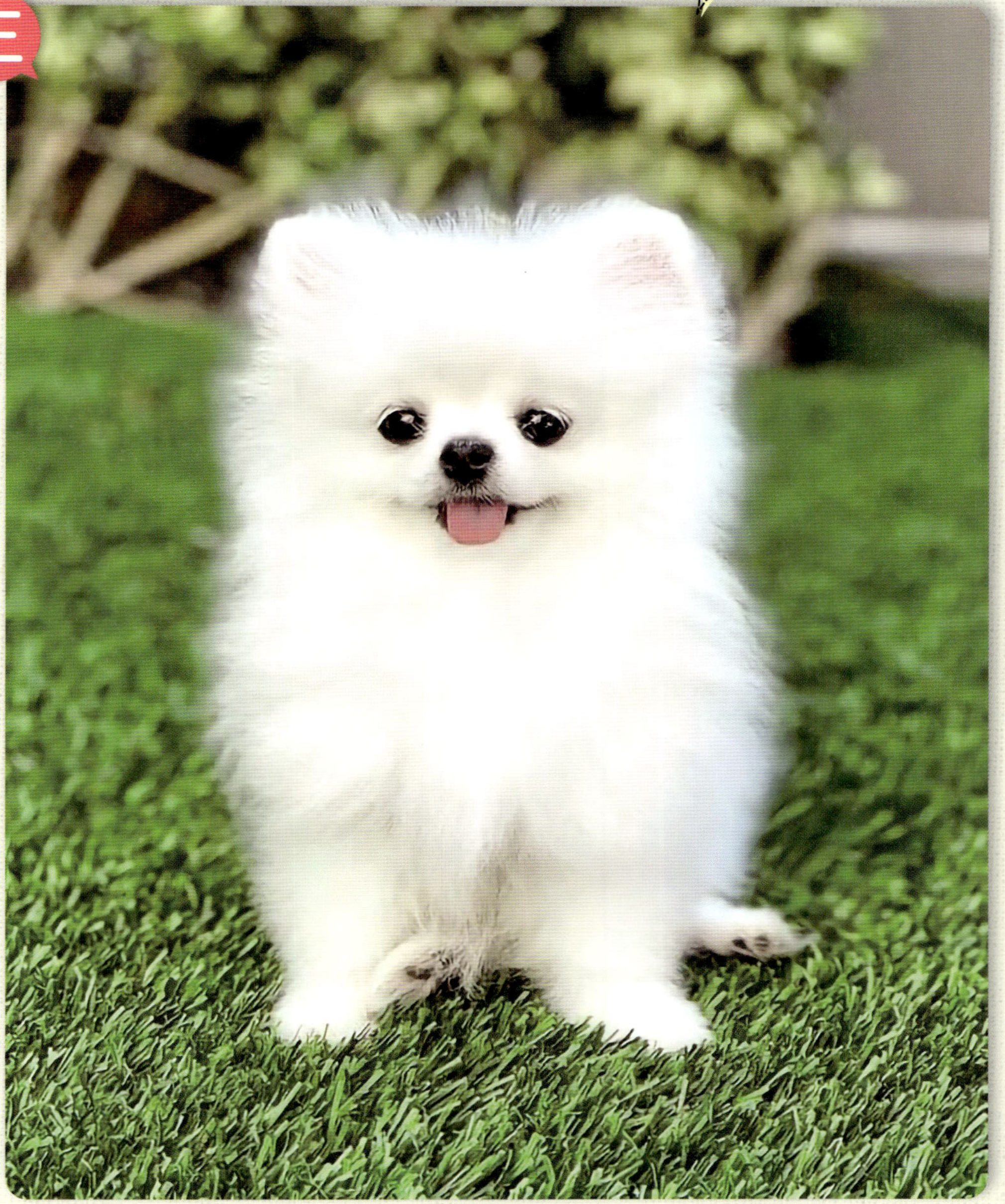

誤

まちがいは5つ。1分で探してわん。

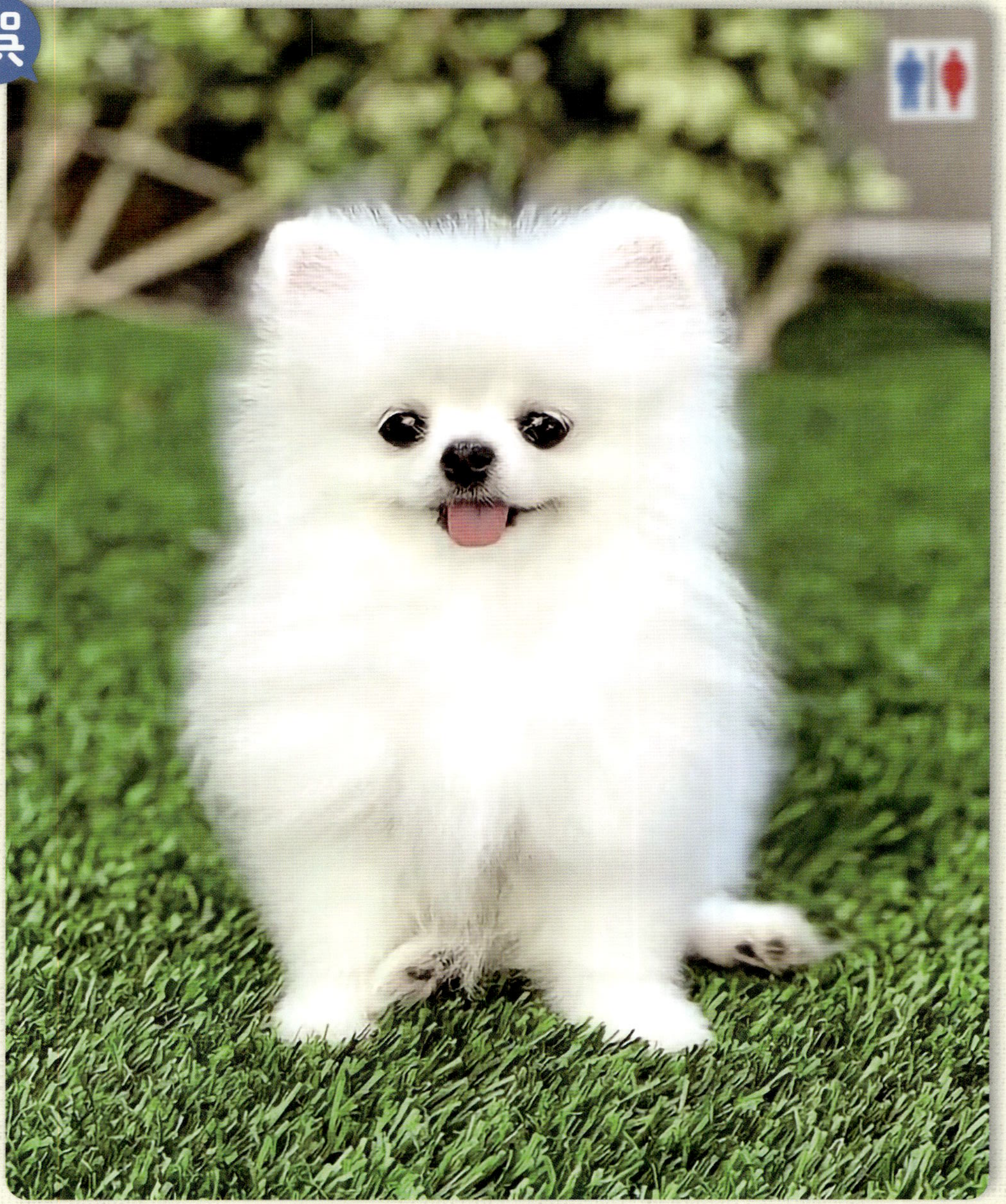

➡解答は66ページ

23 快傑！赤マント犬

1分で見つけた数	個
全部見つけるまでの時間	分　秒

むむっ、事件か？
あ、でもご飯の時間だ！

正

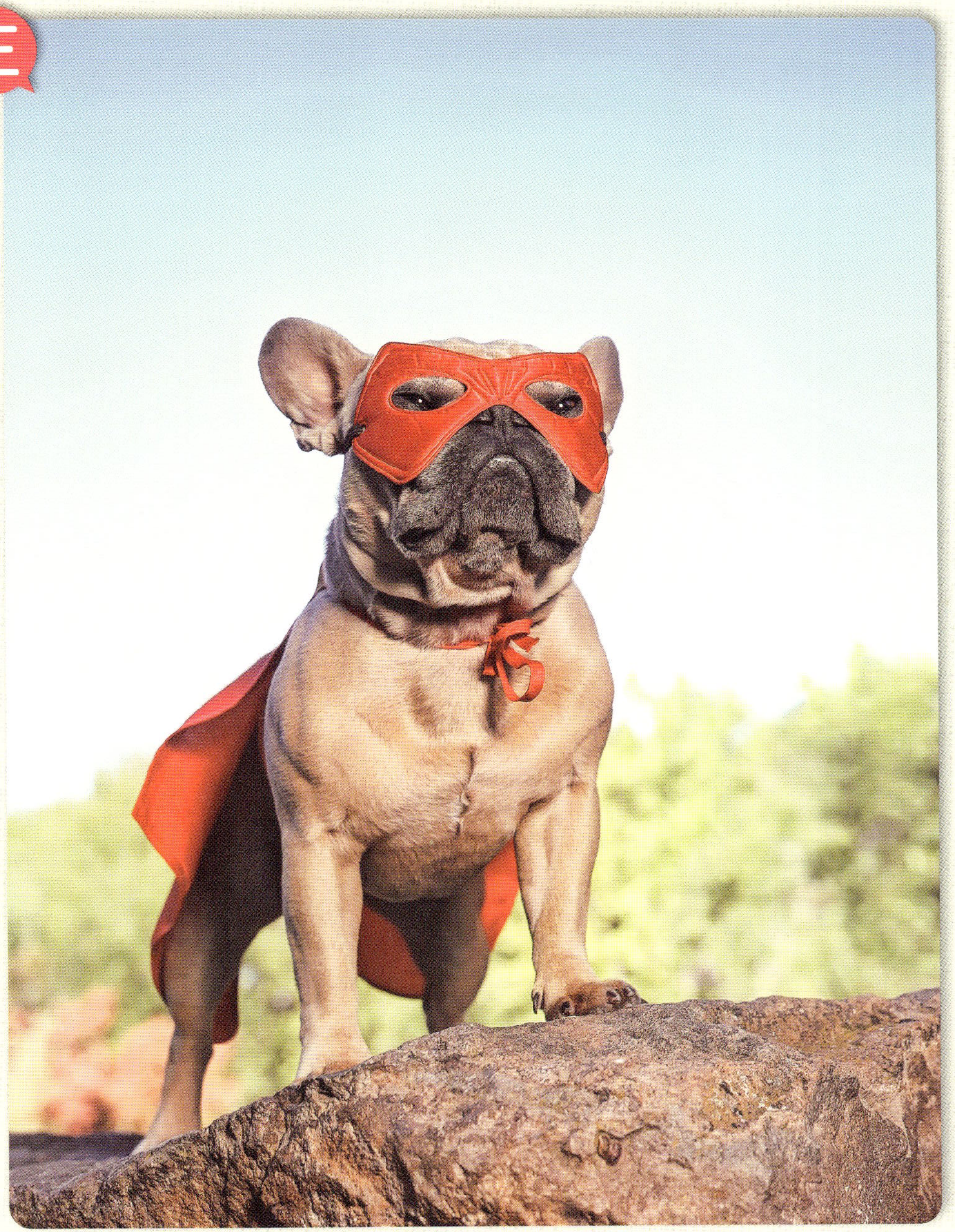

誤

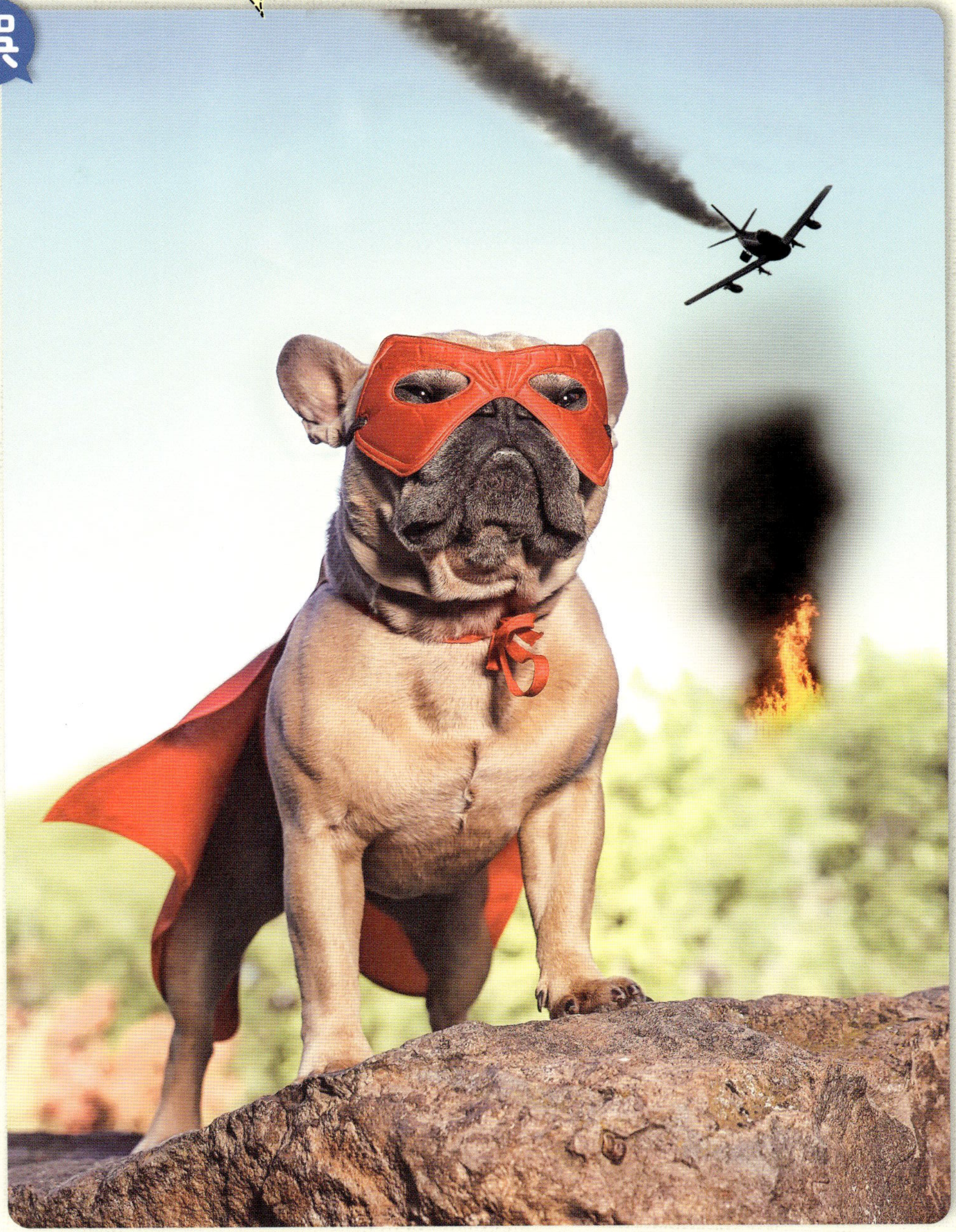

まちがいは5つ。1分で探してわん。

➡解答は67ページ

24 期待犬

もしかして、
生タイプ？

1分で見つけた数	個
全部見つけるまでの時間	分　秒

正

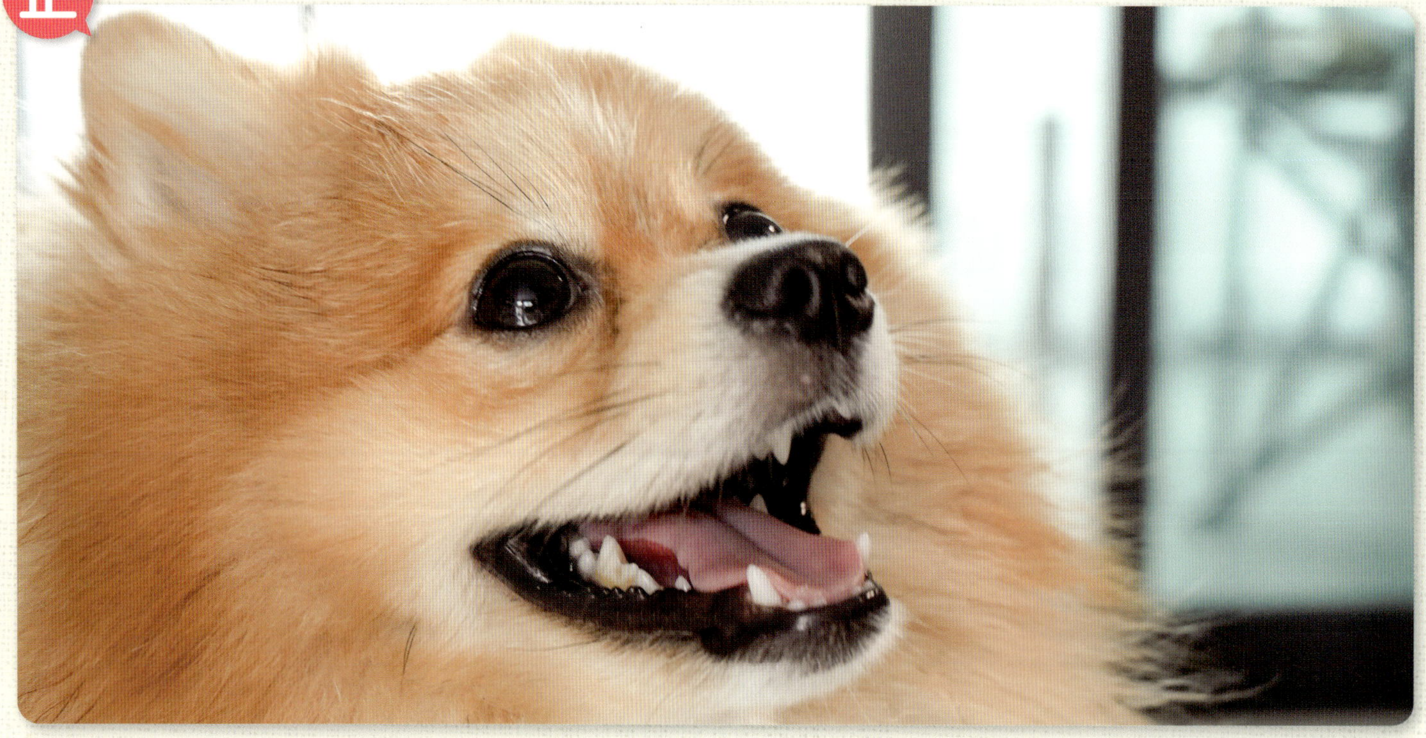

誤

まちがいは５つ。１分で探してわん。

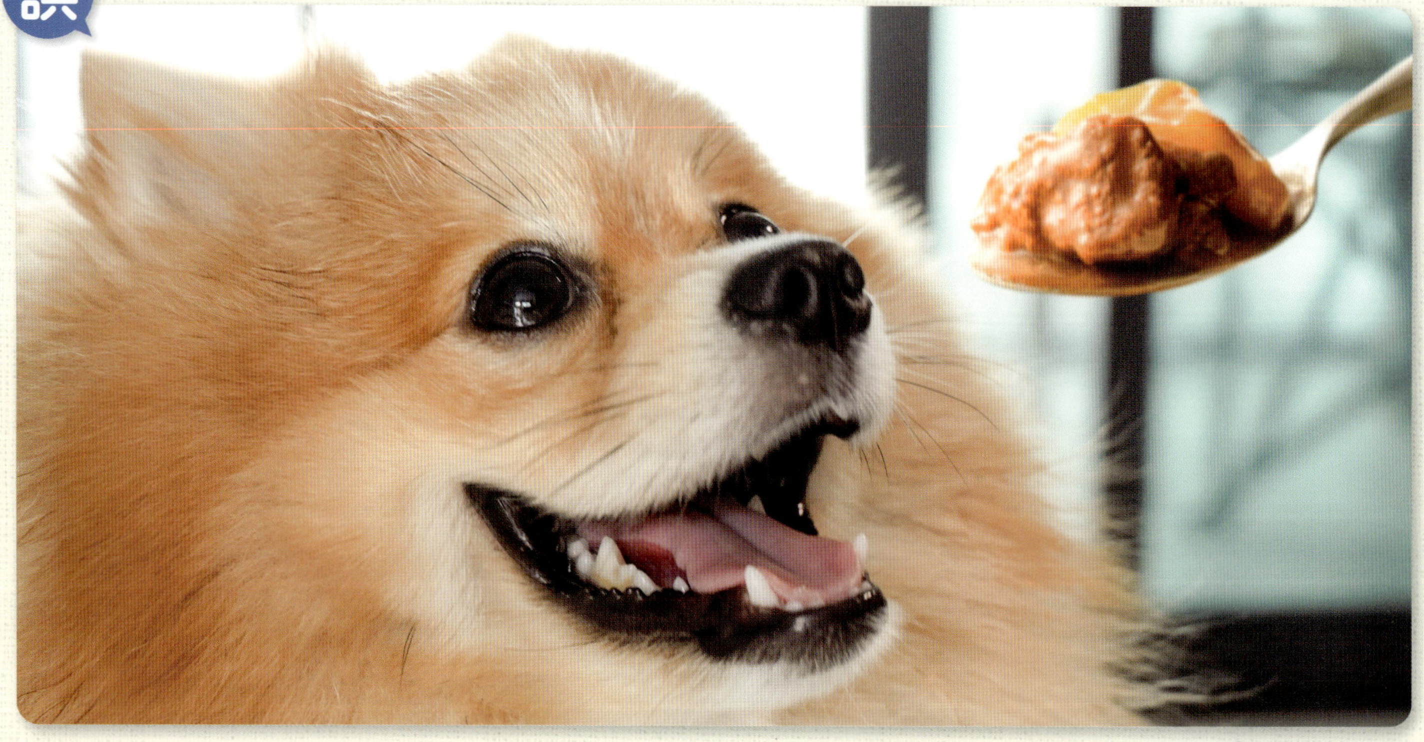

➡解答は67ページ

25 シャボン玉犬

あれ、
石けんのにおいが
するよ……

1分で見つけた数	個
全部見つけるまでの時間	分　秒

正

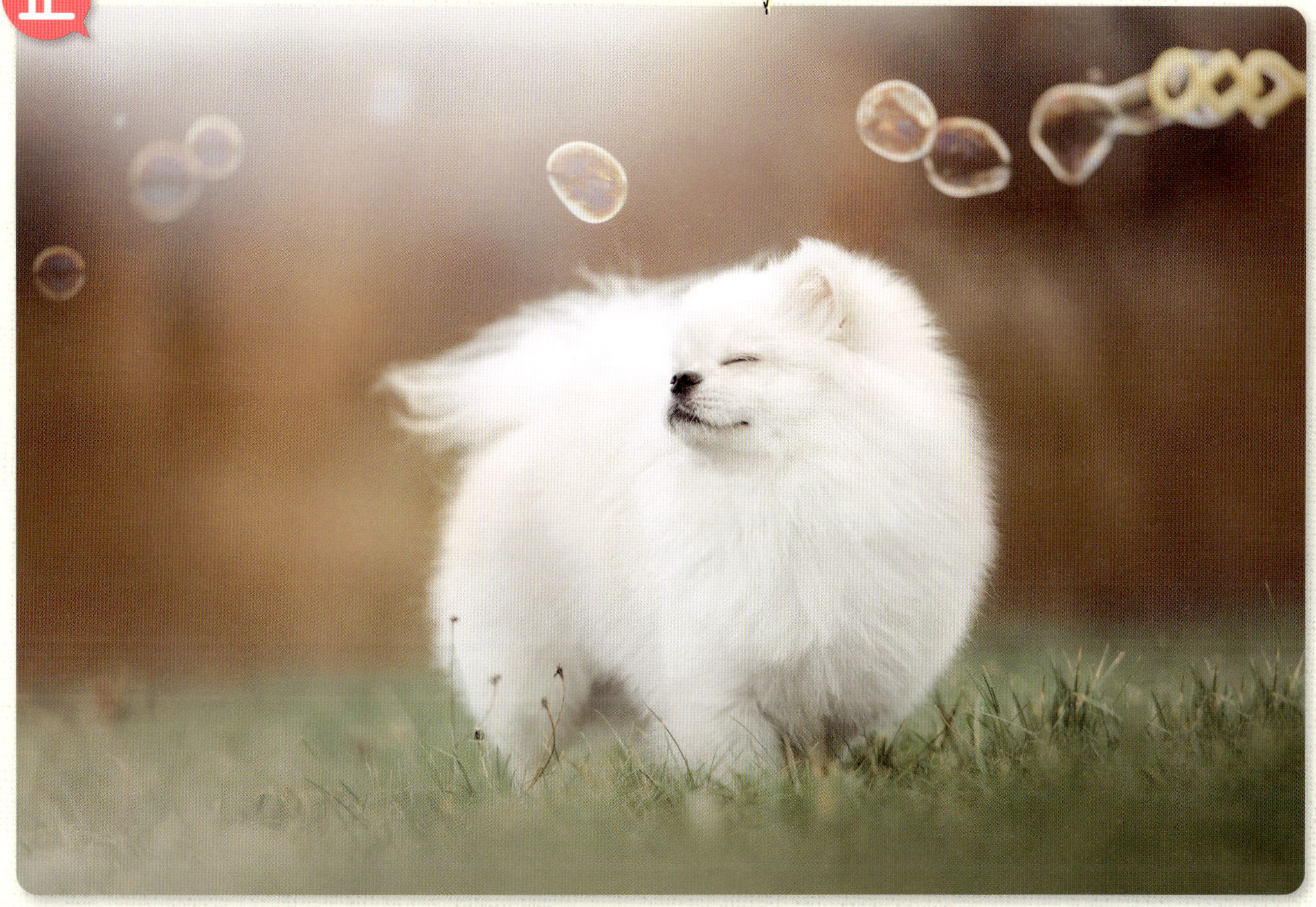

誤　まちがいは５つ。１分で探してわん。

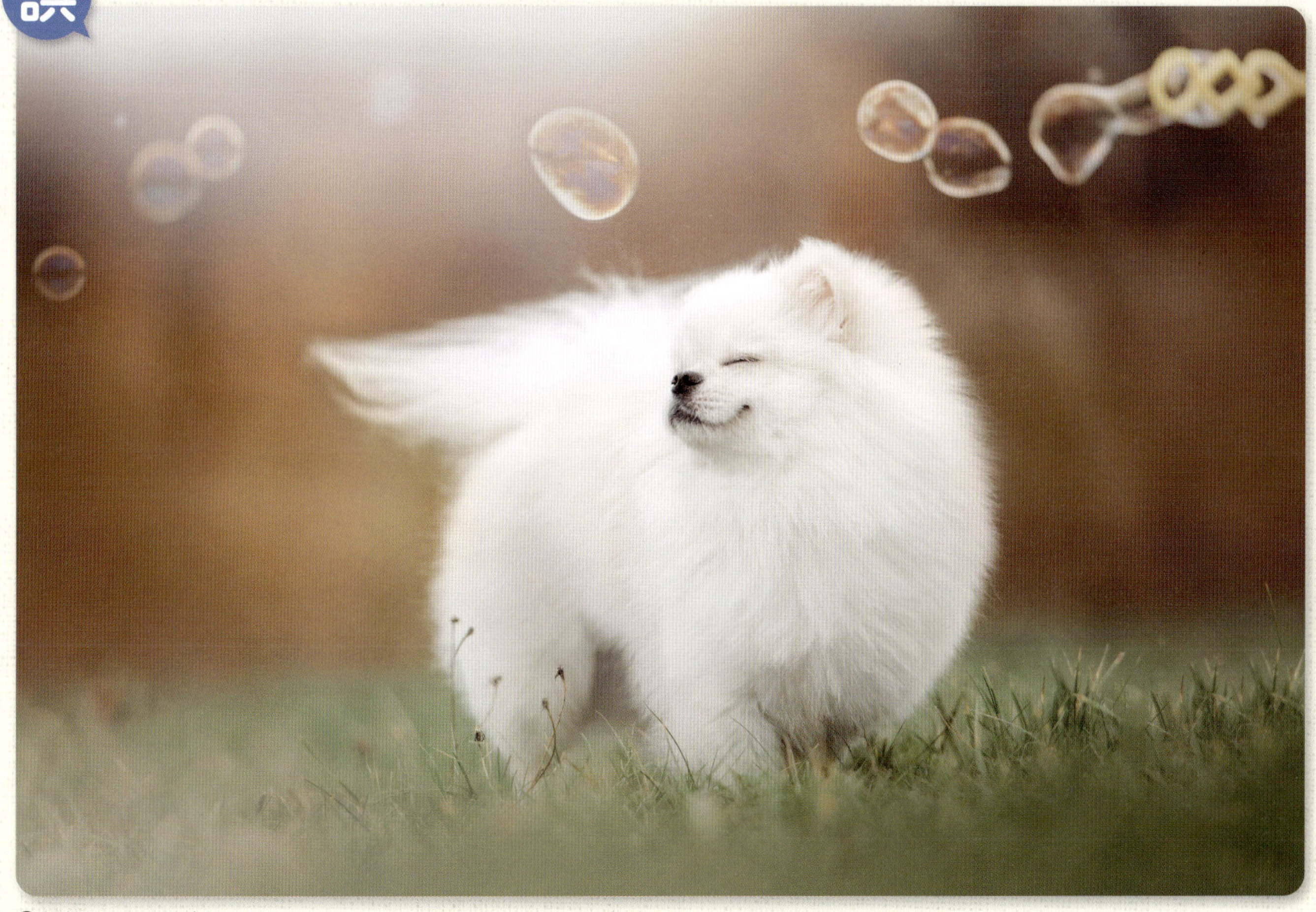

➡解答は67ページ

26 診察台犬

やめてーっ、
ママーっ！

1分で見つけた数	個
全部見つけるまでの時間	分　秒

正

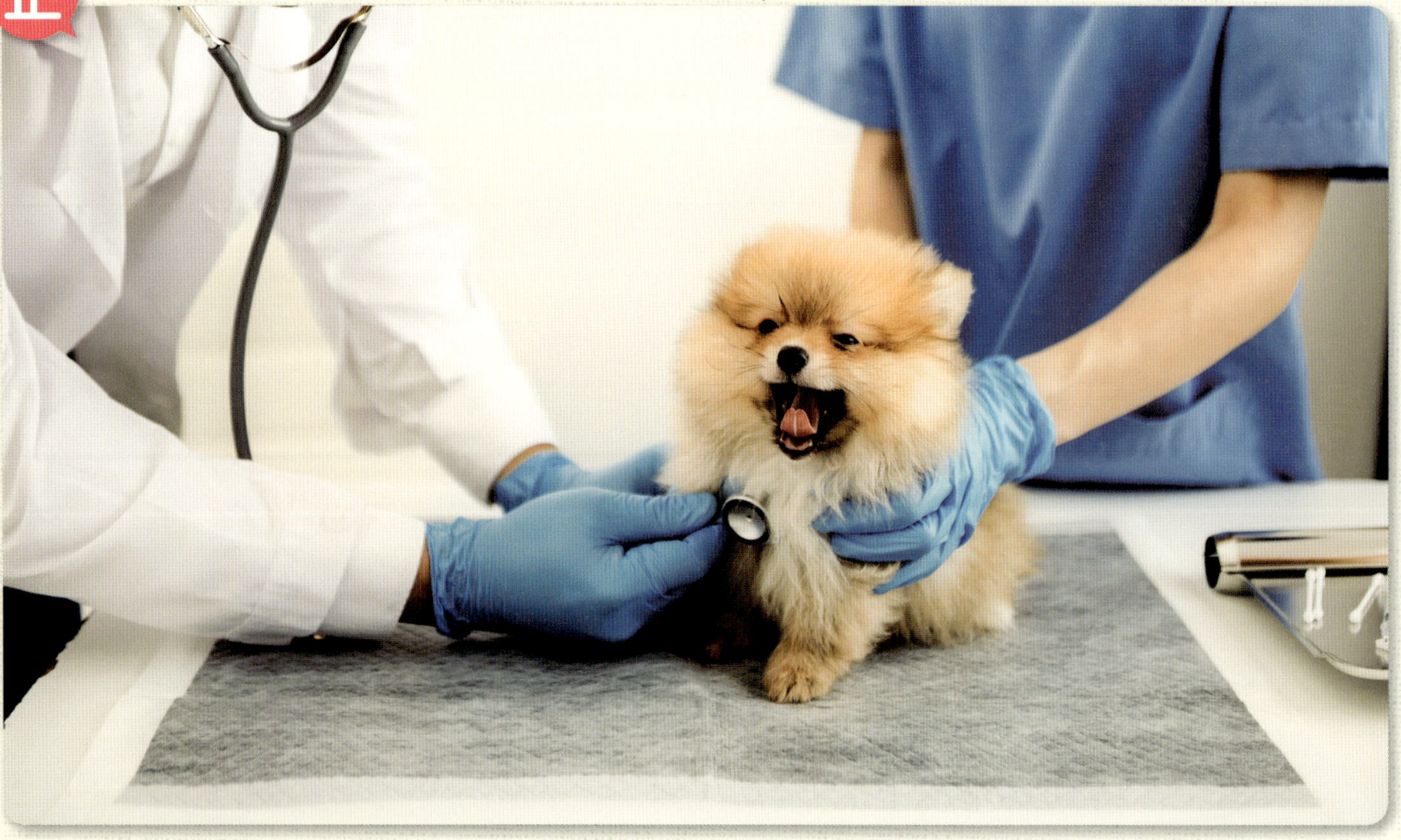

誤　まちがいは５つ。１分で探してわん。

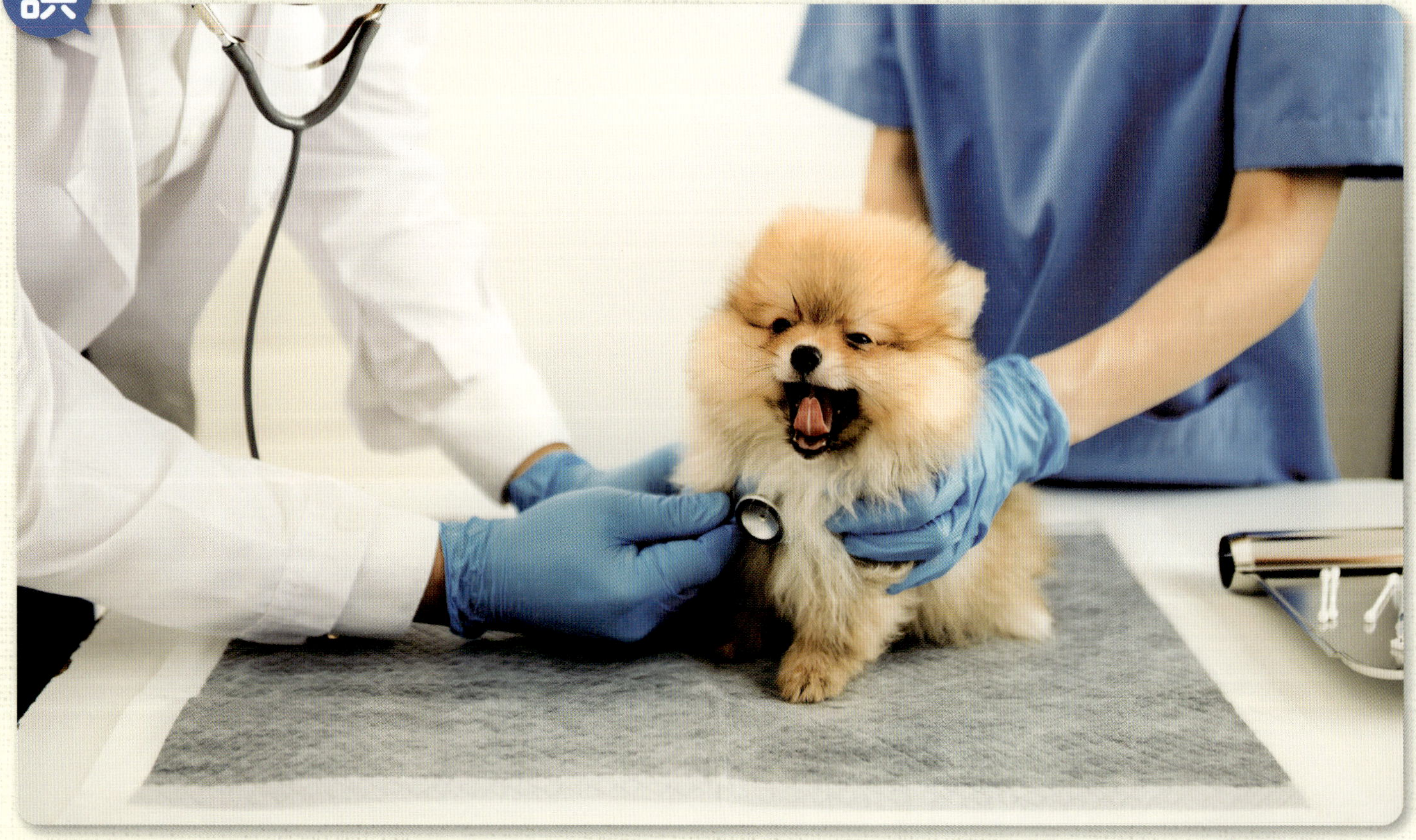

➡解答は67ページ

27 コーラスグループ犬

1分で見つけた数	個
全部見つけるまでの時間	分　秒

正

ちょっと

あーあーっ

出だし早い！

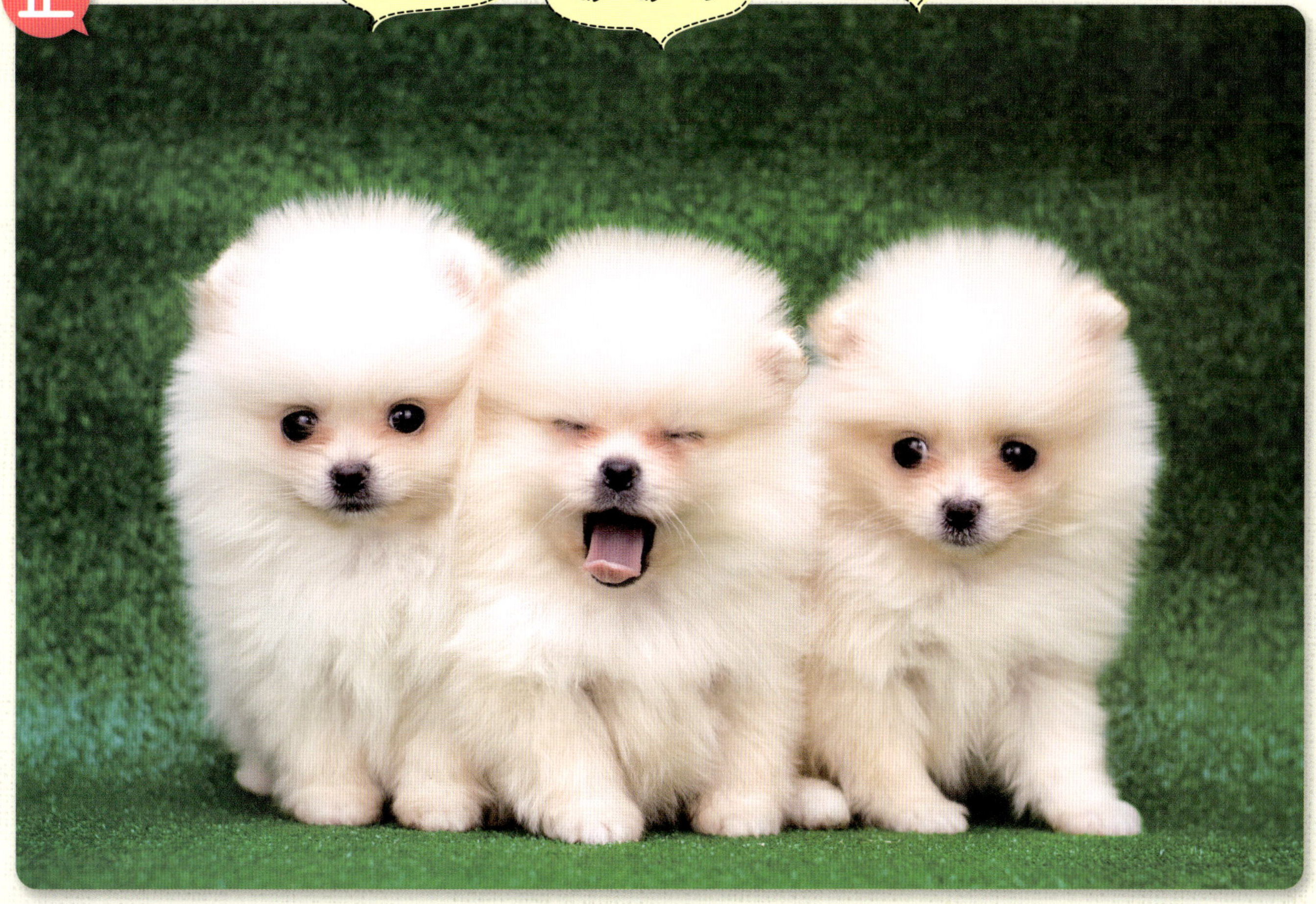

誤　まちがいは５つ。１分で探してわん。

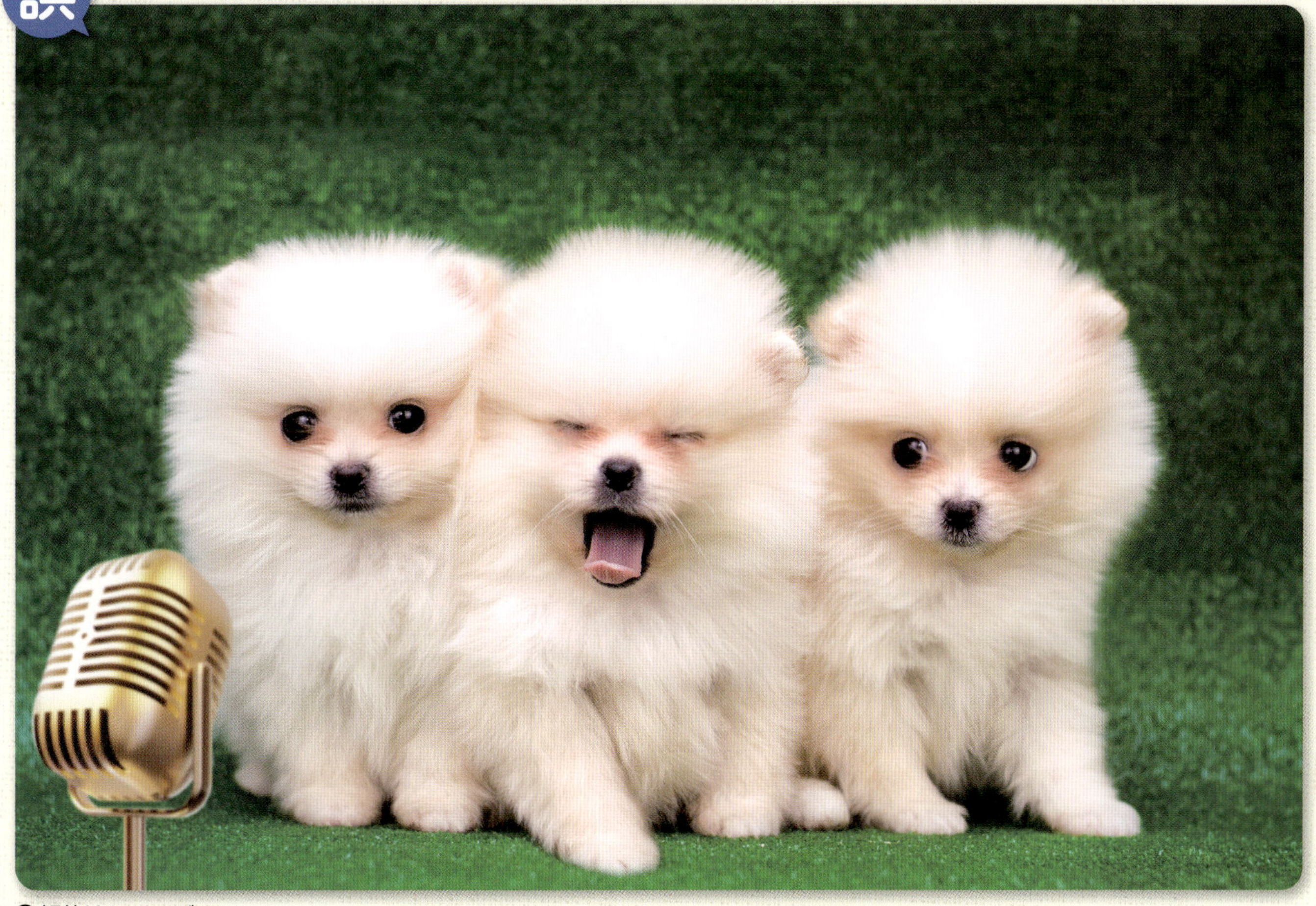

➡解答は67ページ

28 大道芸犬

驚くのはまだ早い。
これから全部一気に食べます！

1分で見つけた数	個
全部見つけるまでの時間	分　秒

正

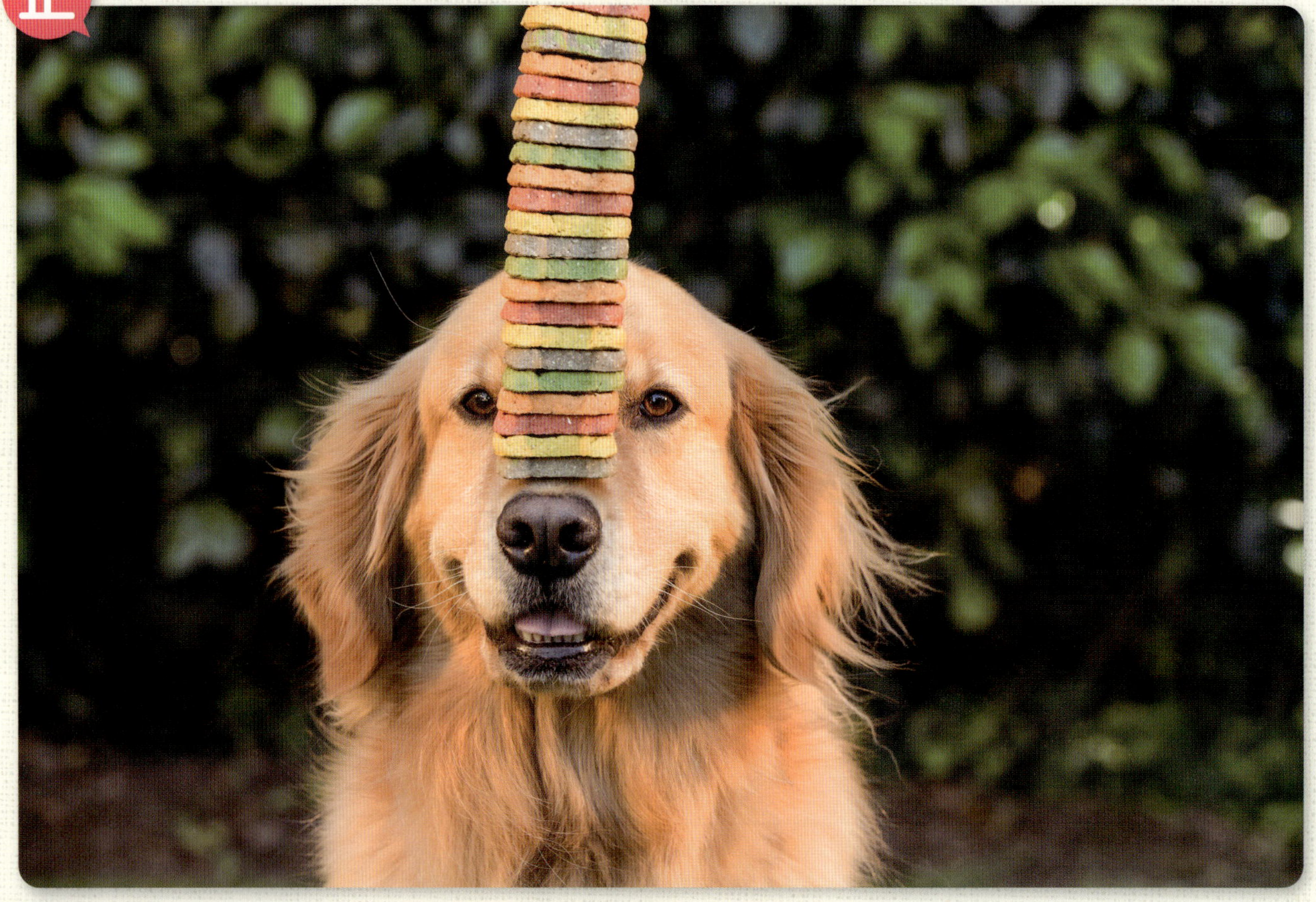

誤

まちがいは５つ。１分で探してわん。

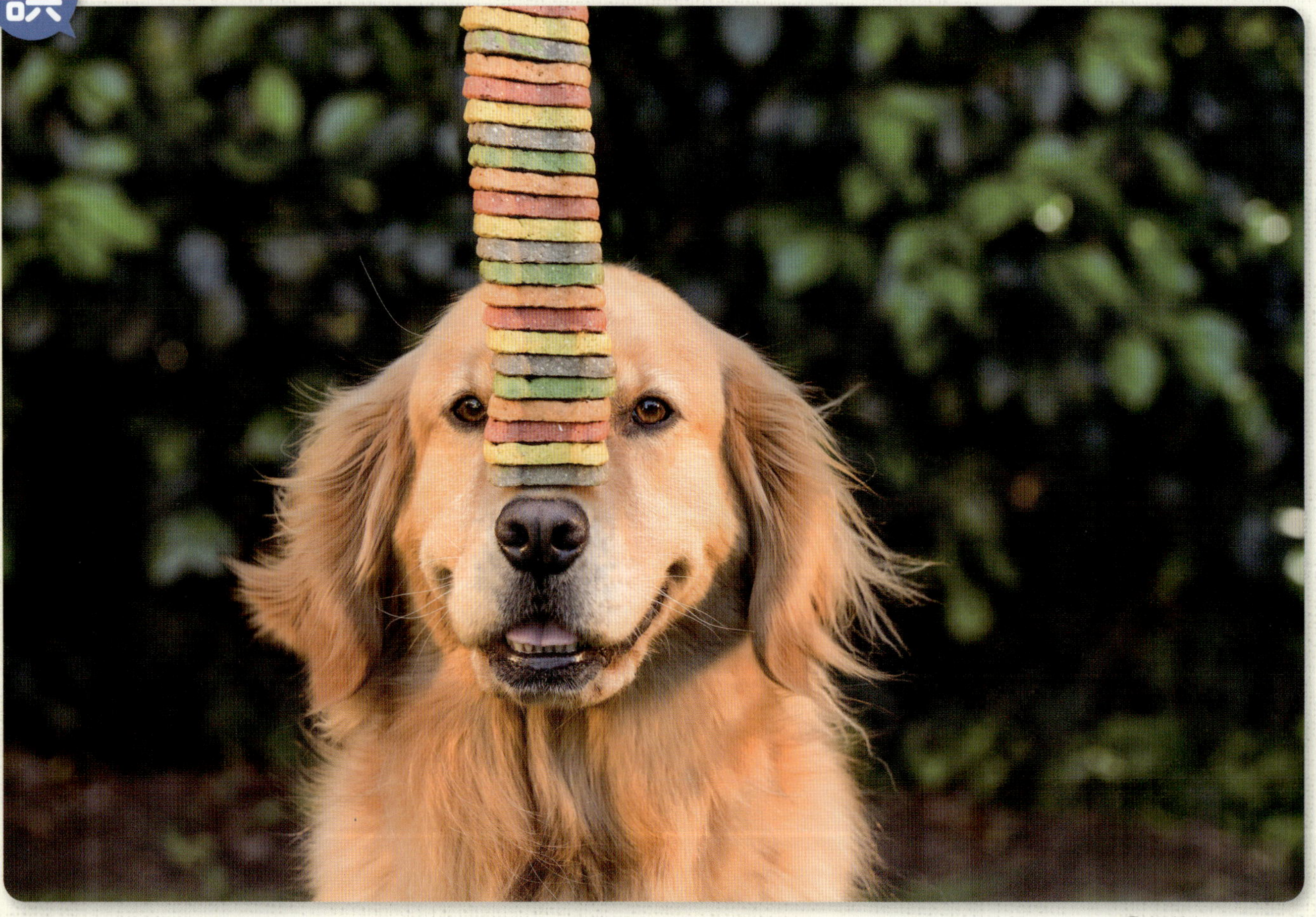

➡解答は67ページ

29 スイカ割り犬

あれ、棒持った人が
近づいてくるよ？

1分で見つけた数	個
全部見つけるまでの時間	分　秒

正

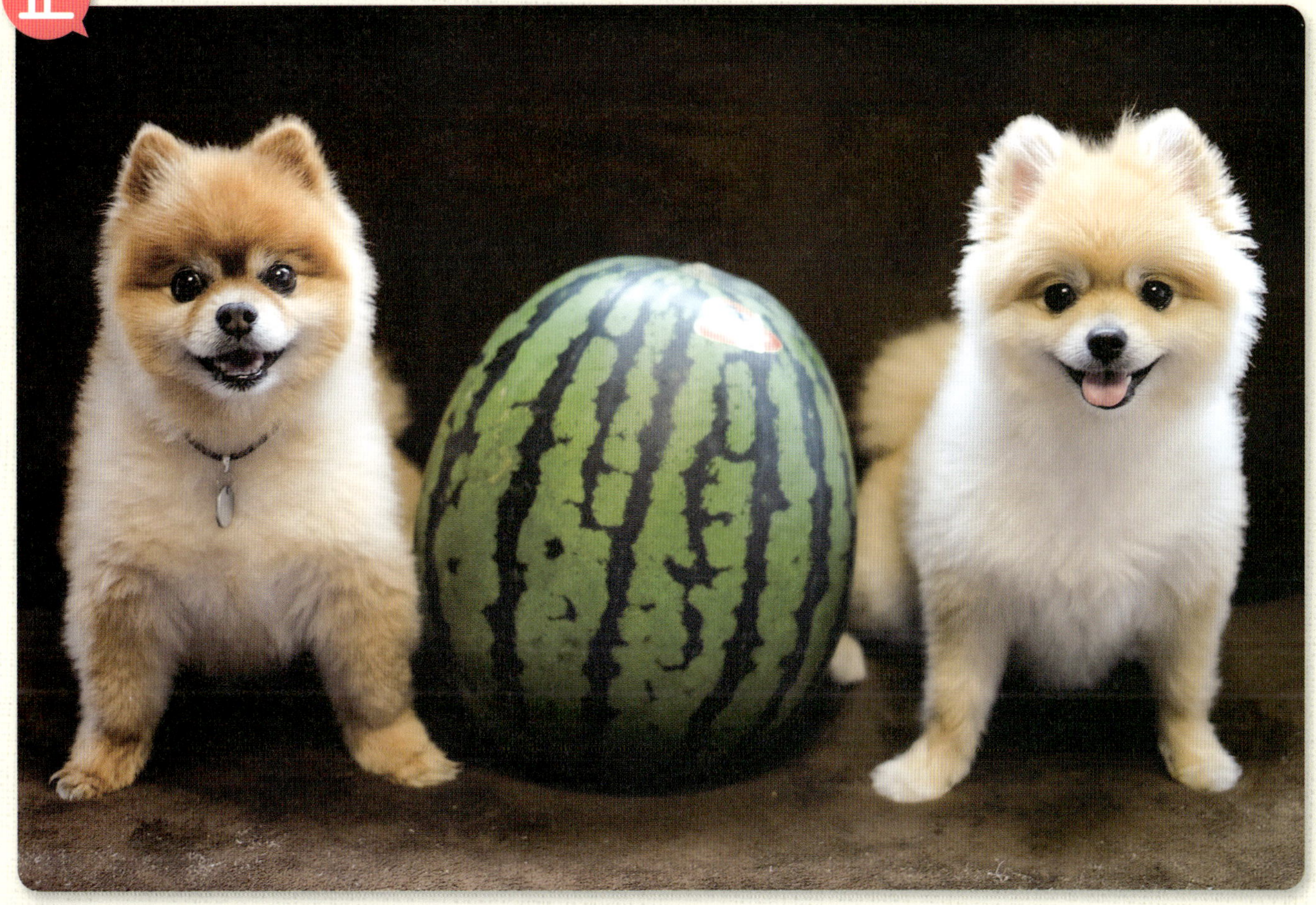

誤

まちがいは５つ。１分で探してわん。

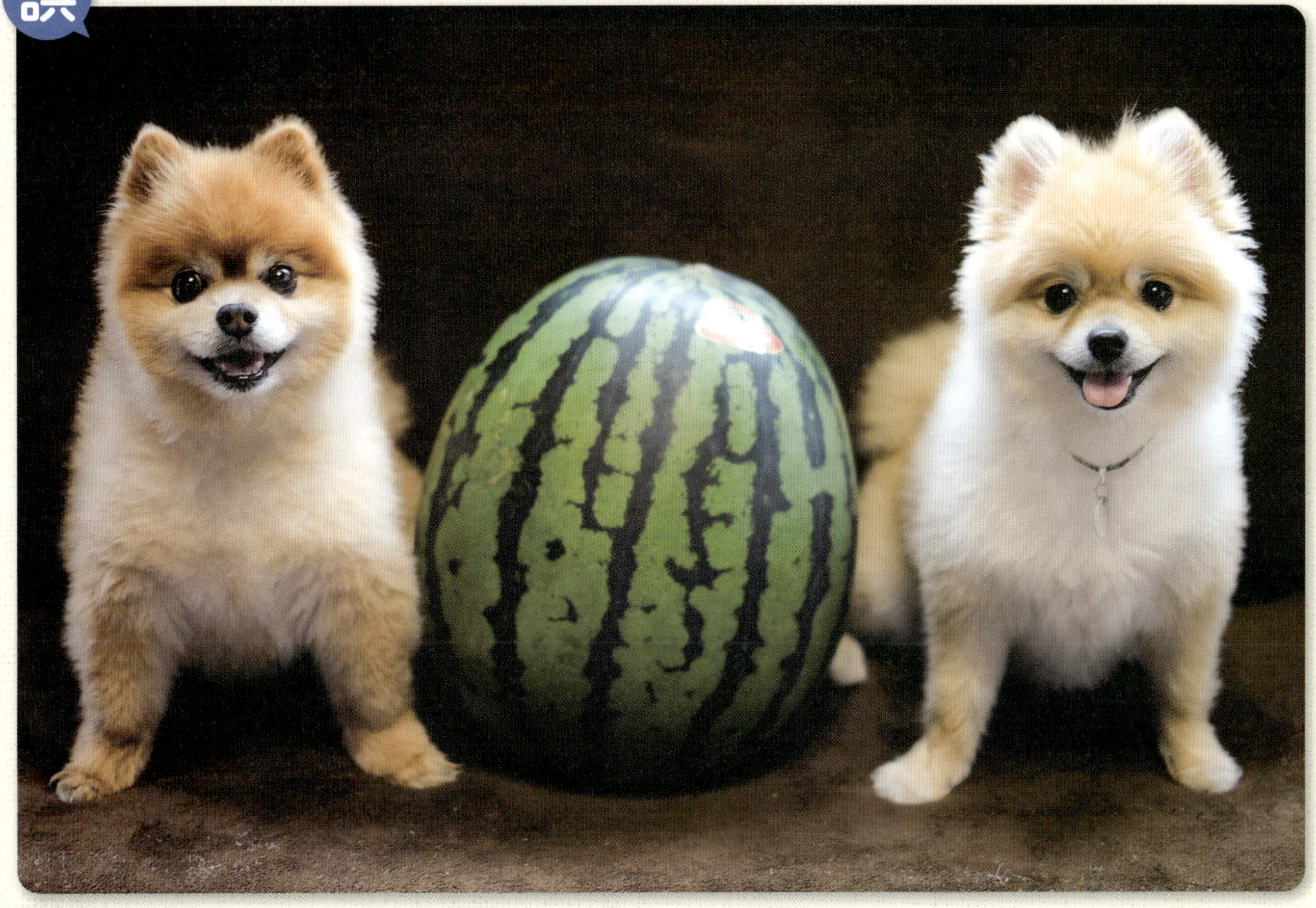

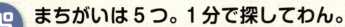

➡解答は67ページ

30 馬《ば》犬《けん》

調子どうよ？

オレに賭けときな！

1分で見つけた数	個
全部見つけるまでの時間	分　秒

正

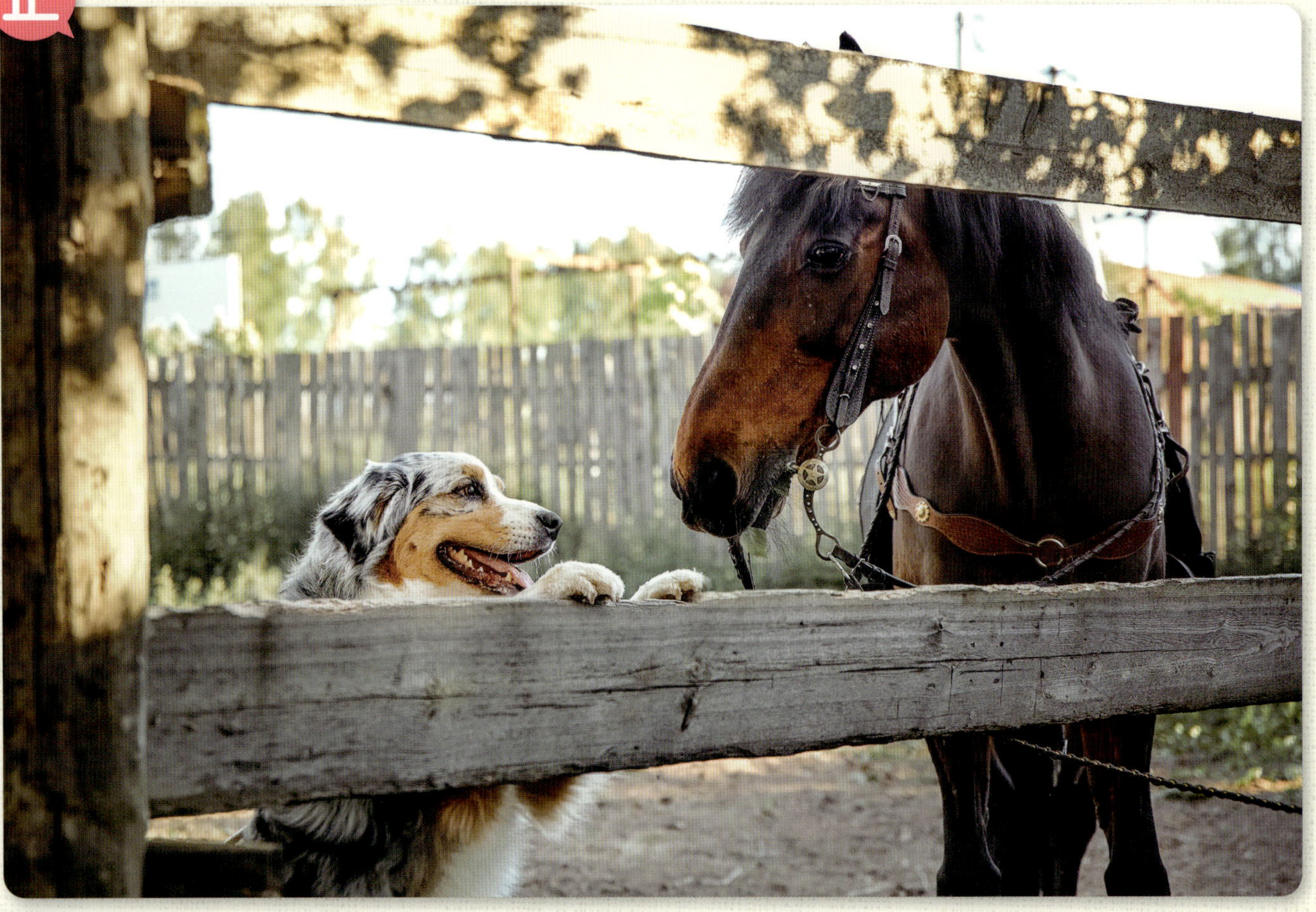

誤　まちがいは５つ。１分で探してわん。

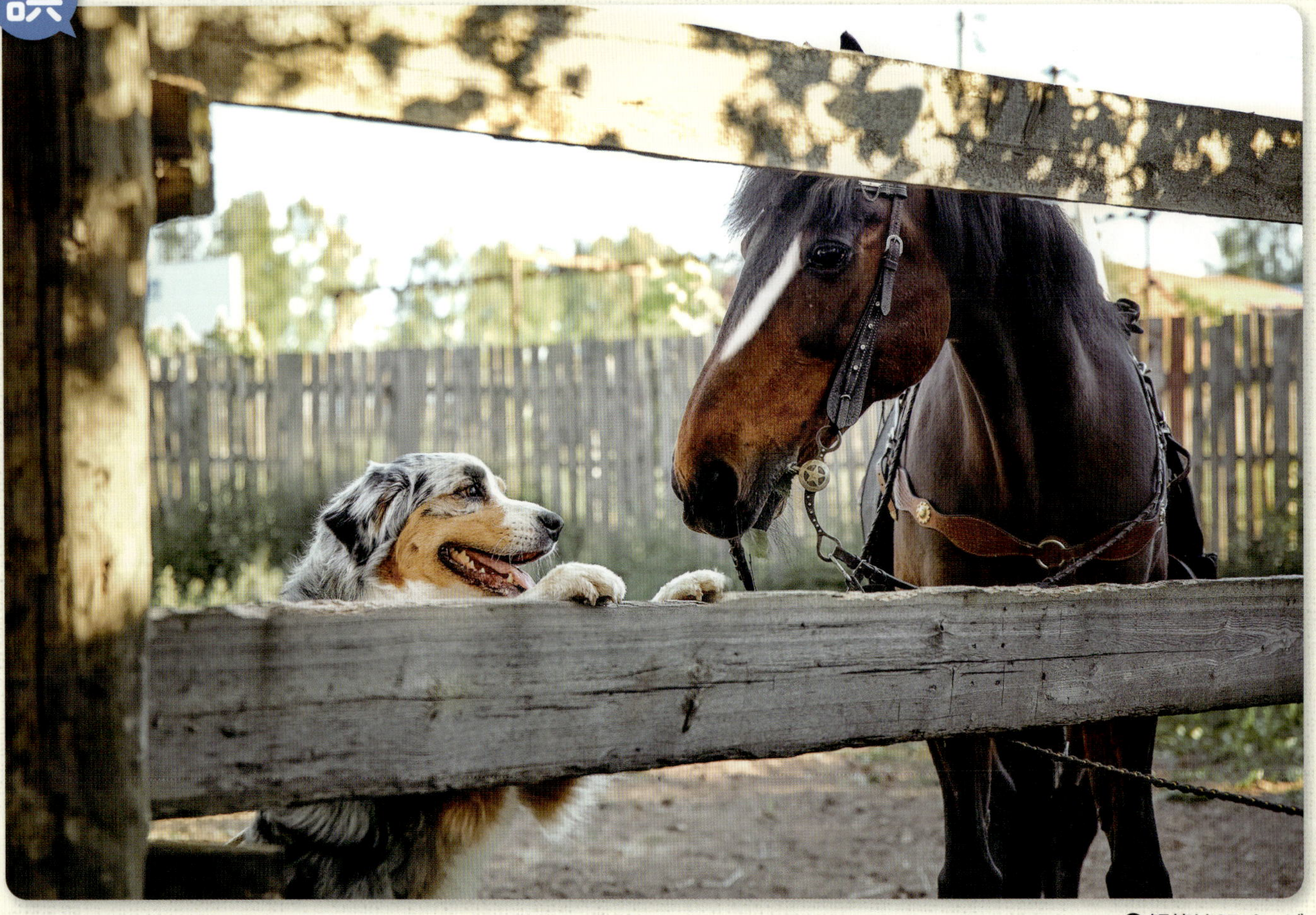

➡解答は67ページ

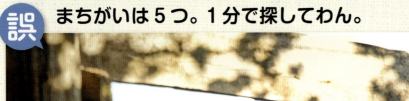

31 逆走犬

え、ゴールは
反対側すか？

1分で見つけた数	個
全部見つけるまでの時間	分　秒

正

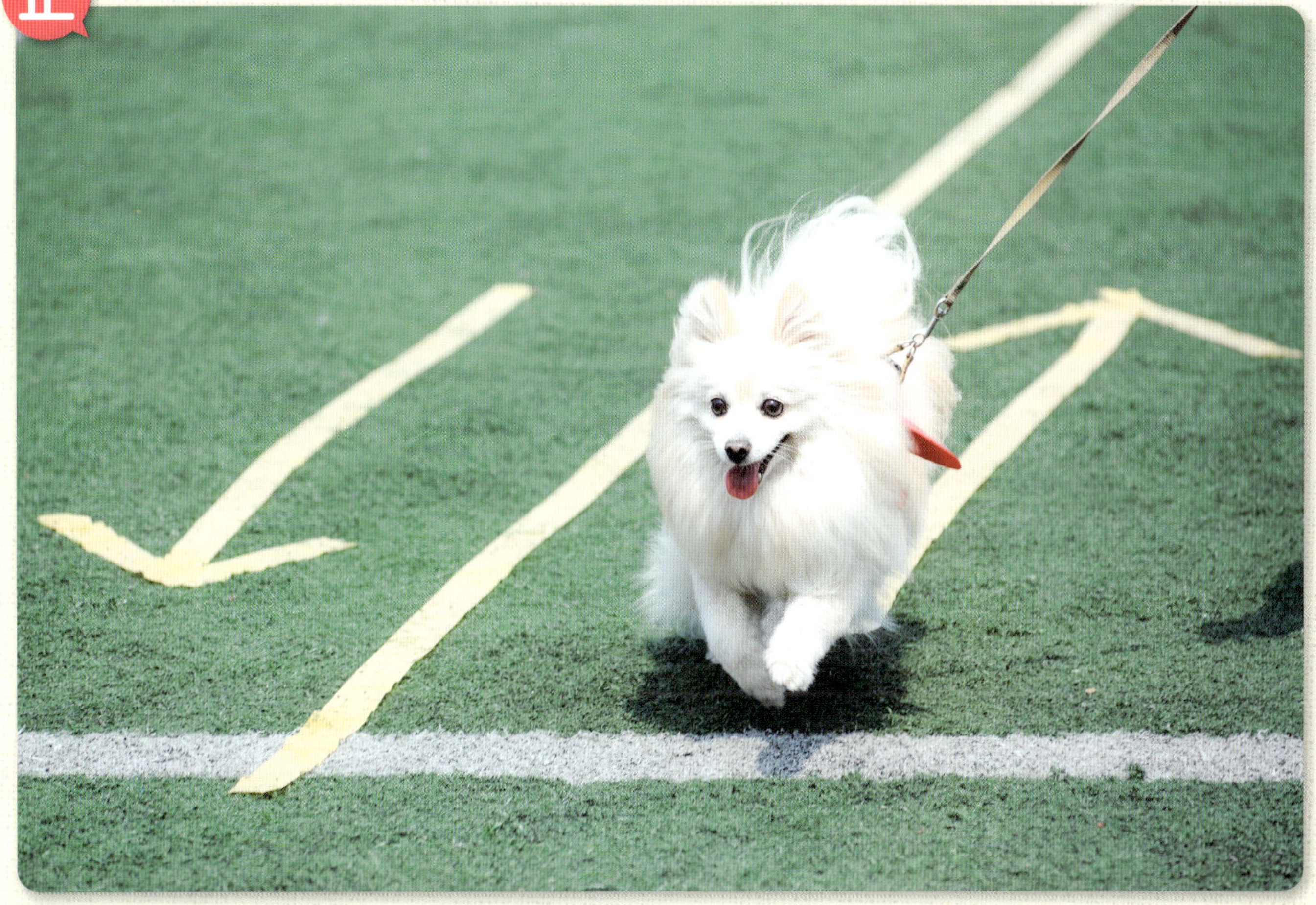

誤

まちがいは５つ。１分で探してわん。

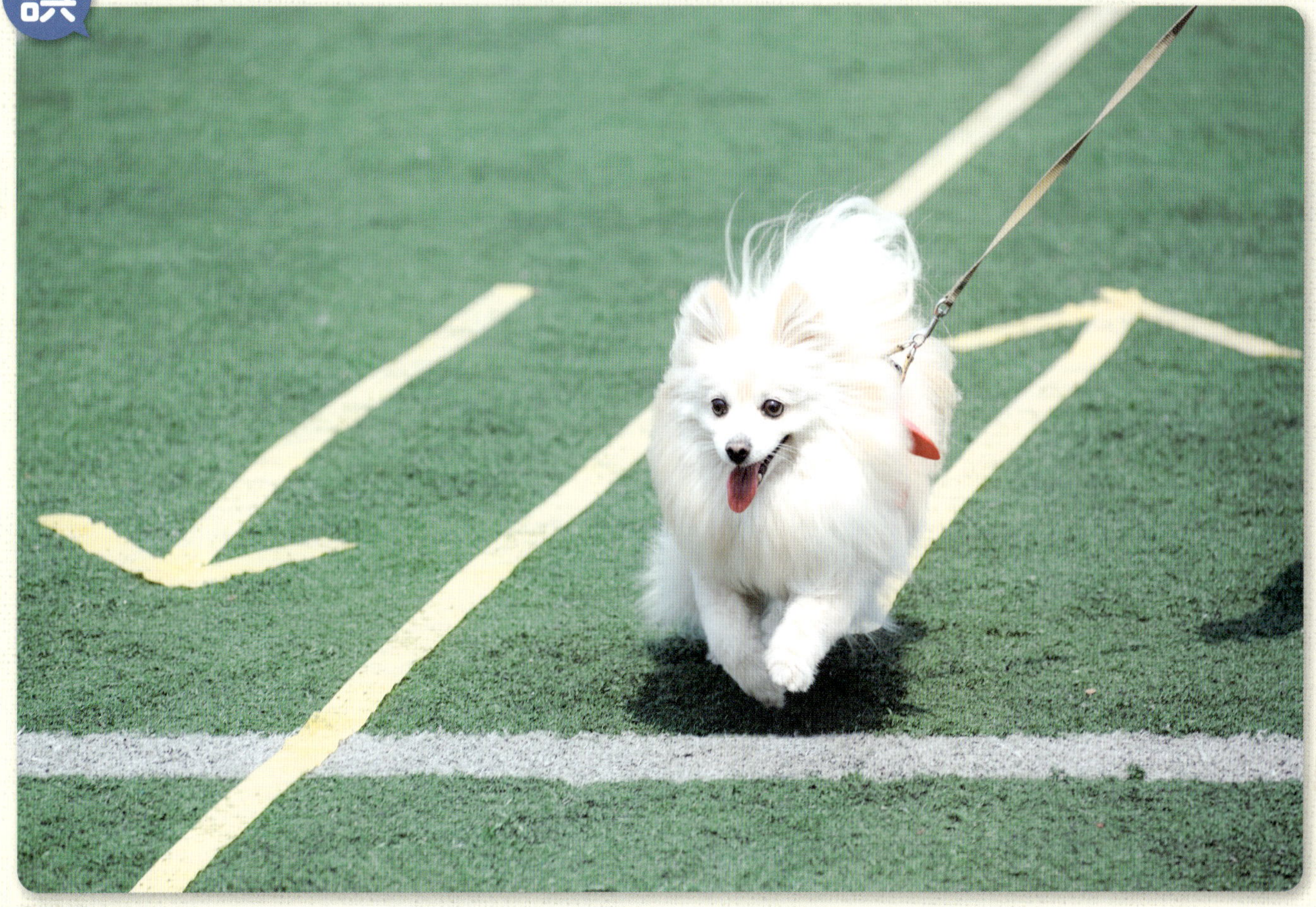

➡解答は68ページ

32 お散歩ペアルック犬

今日はこの帽子だから。
合わせてね♡

1分で見つけた数	個
全部見つけるまでの時間	分　秒

正

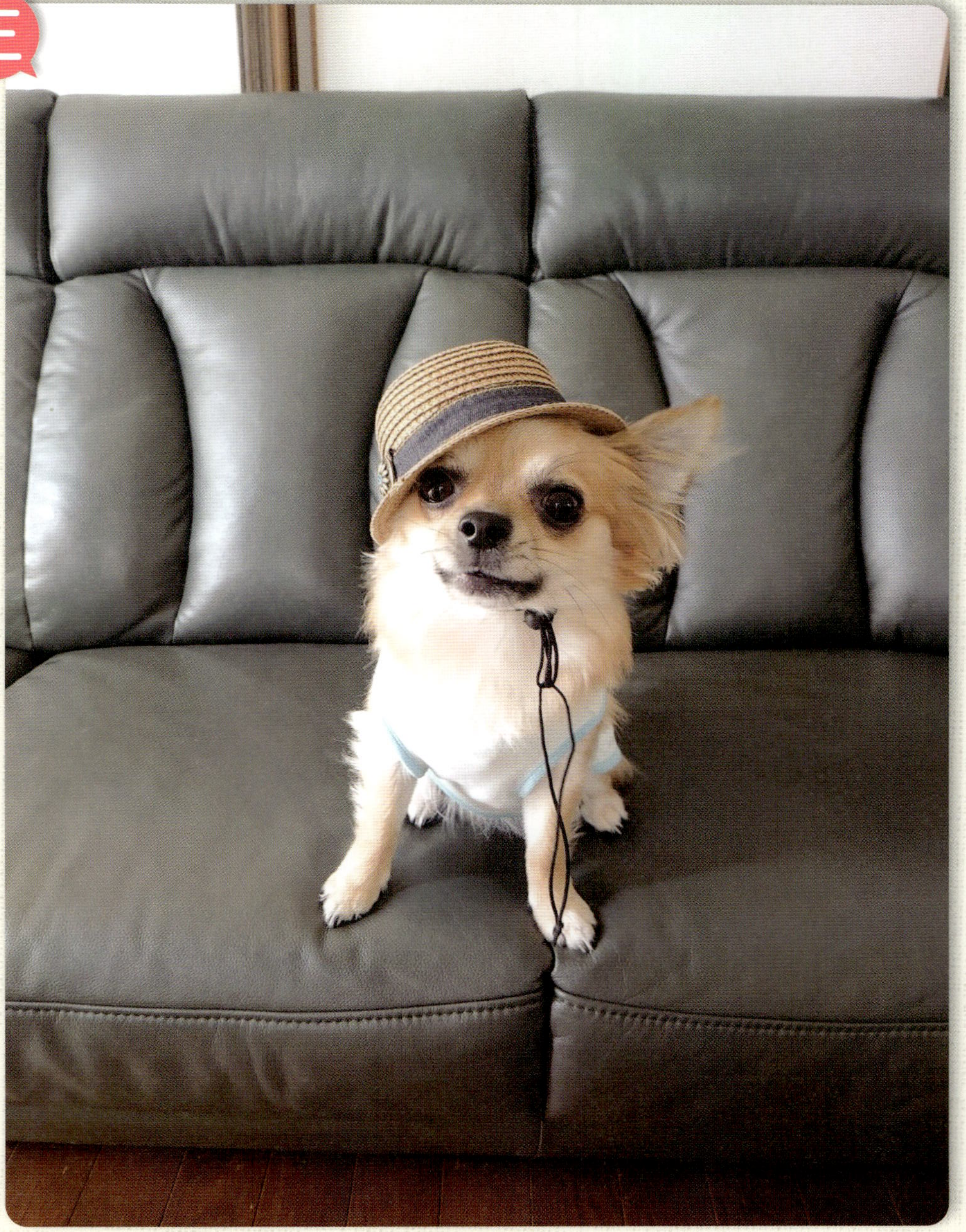

誤

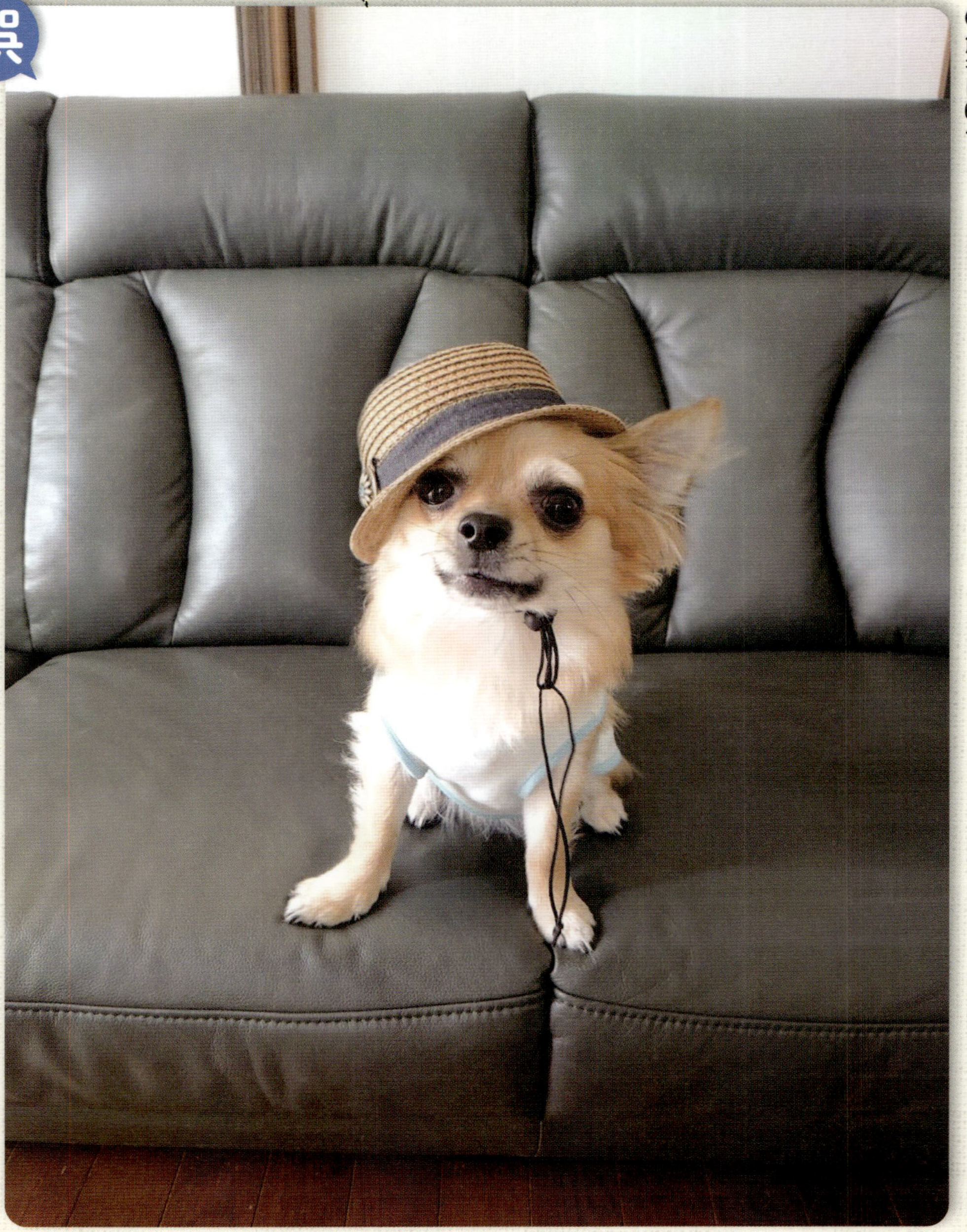

まちがいは5つ。1分で探してわん。

➡解答は68ページ

茨城県／込山さんちのアルンくん

33 狙われてる犬

都会はジャングルっていうからな、気をつけないと

1分で見つけた数	個
全部見つけるまでの時間	分　秒

正

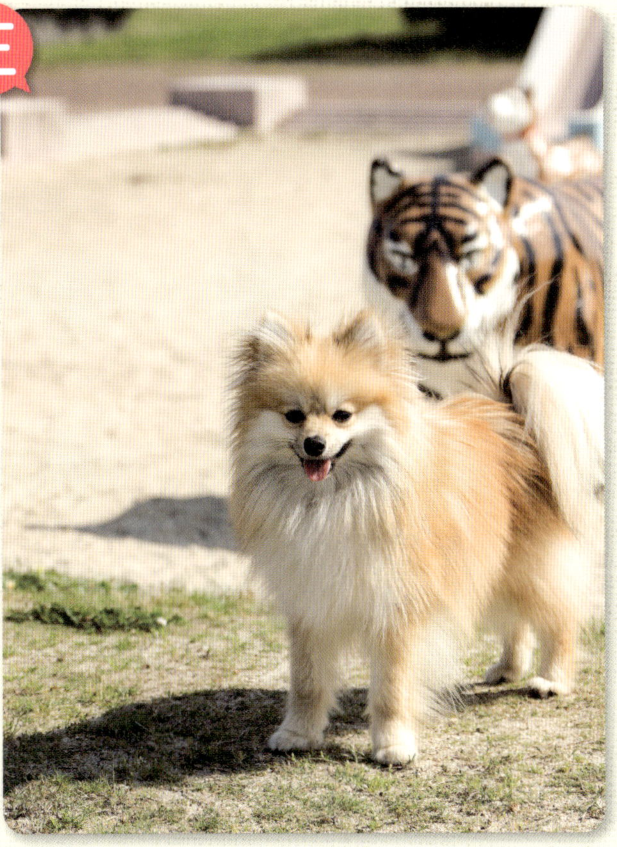

誤

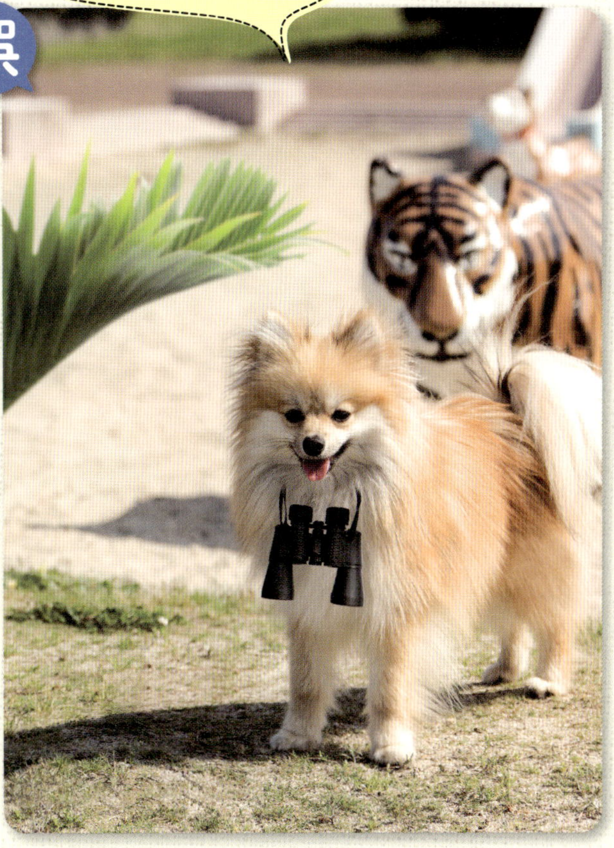

まちがいは5つ。1分で探してわん。

➡解答は68ページ

34 牛若丸犬

弁慶のヤツ、遅いな……

1分で見つけた数	個
全部見つけるまでの時間	分　秒

正

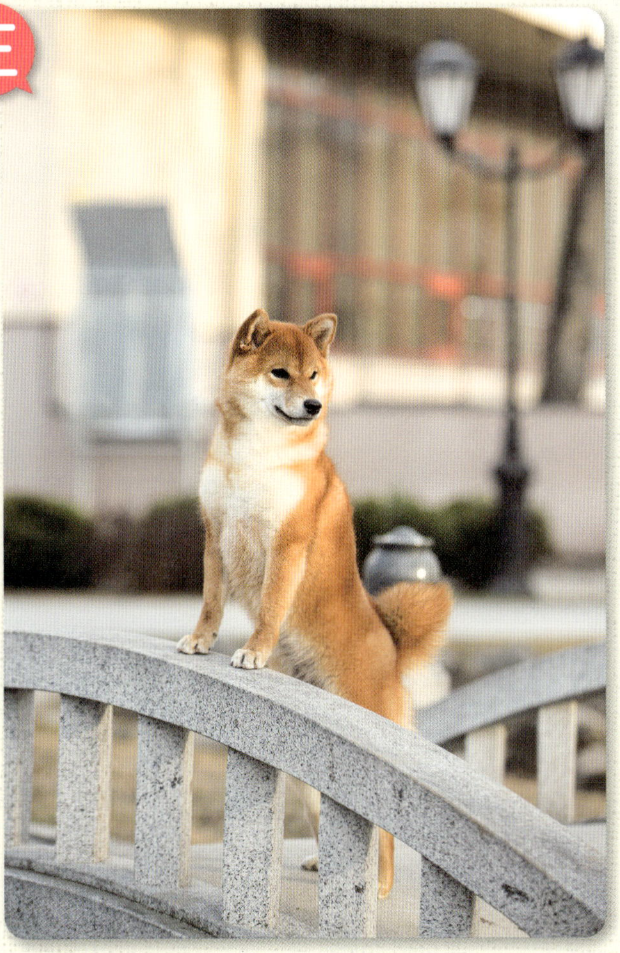

誤

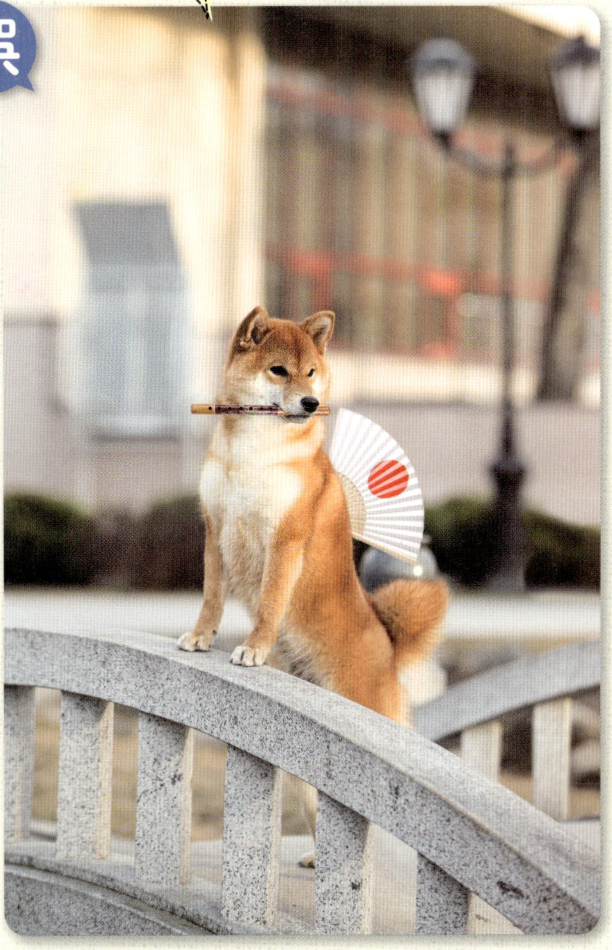

まちがいは5つ。1分で探してわん。

➡解答は68ページ

35
品定め犬

正

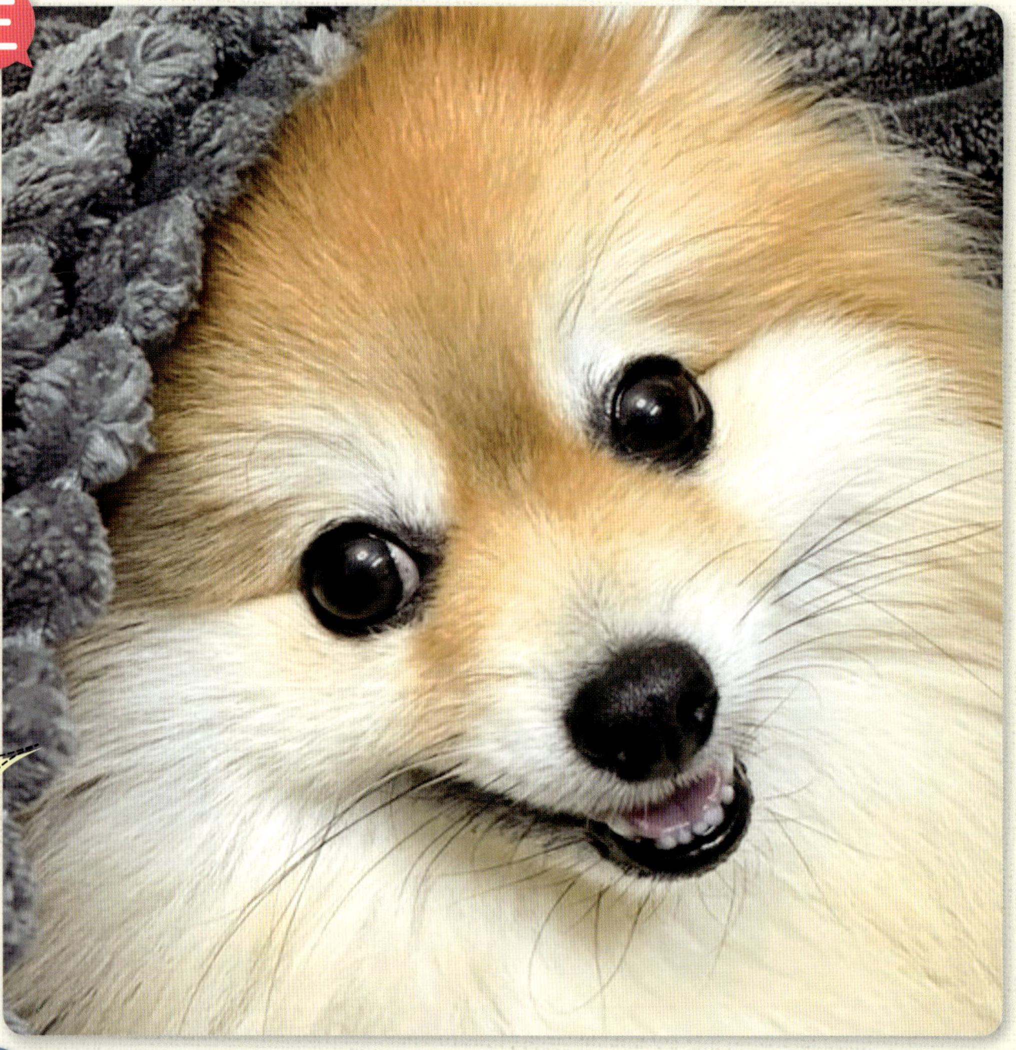

この柄、似合う？
ちょっと地味かしら

誤

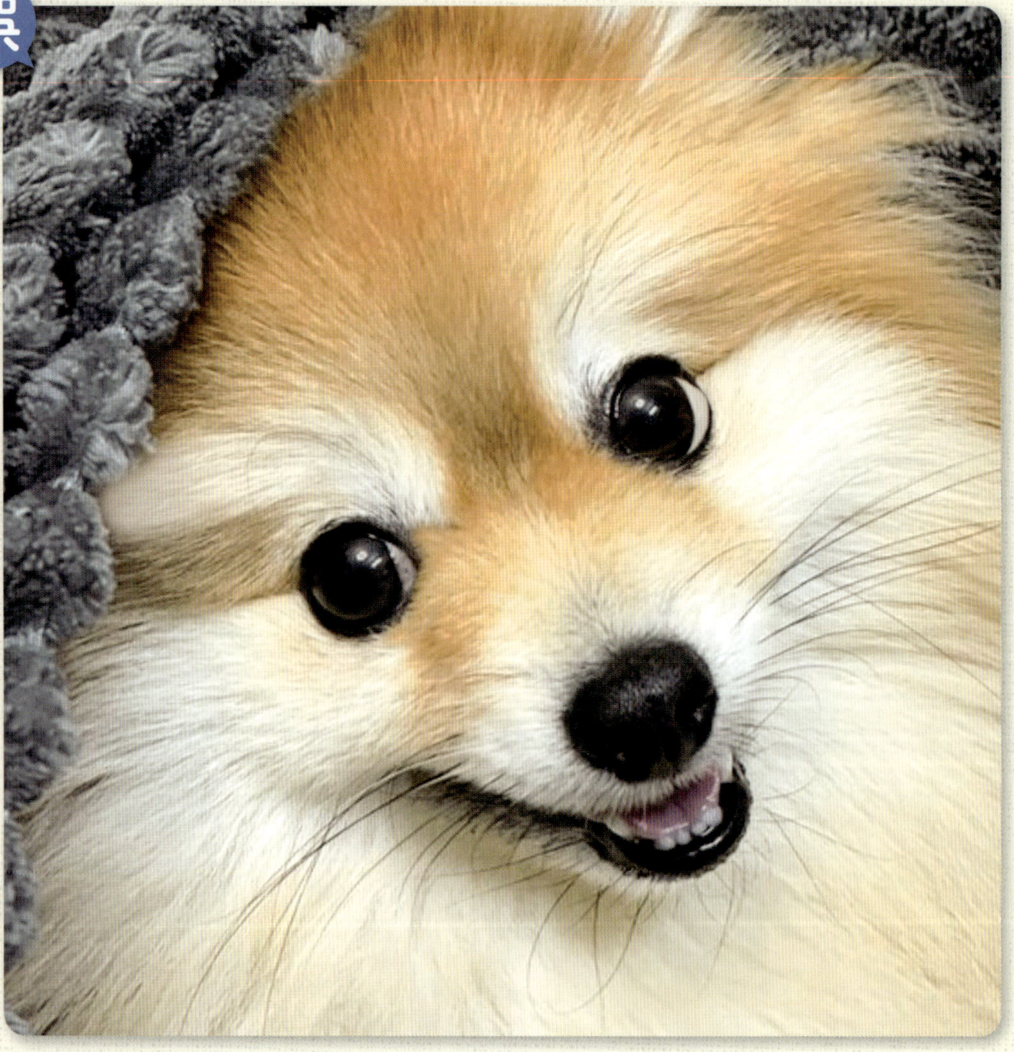

まちがいは5つ。1分で探してわん。

1分で見つけた数	個
全部見つけるまでの時間	分　秒

➲解答は68ページ

36 限界犬

お願い、
もうクーラーつけて……

1分で見つけた数	個
全部見つけるまでの時間	分　秒

正

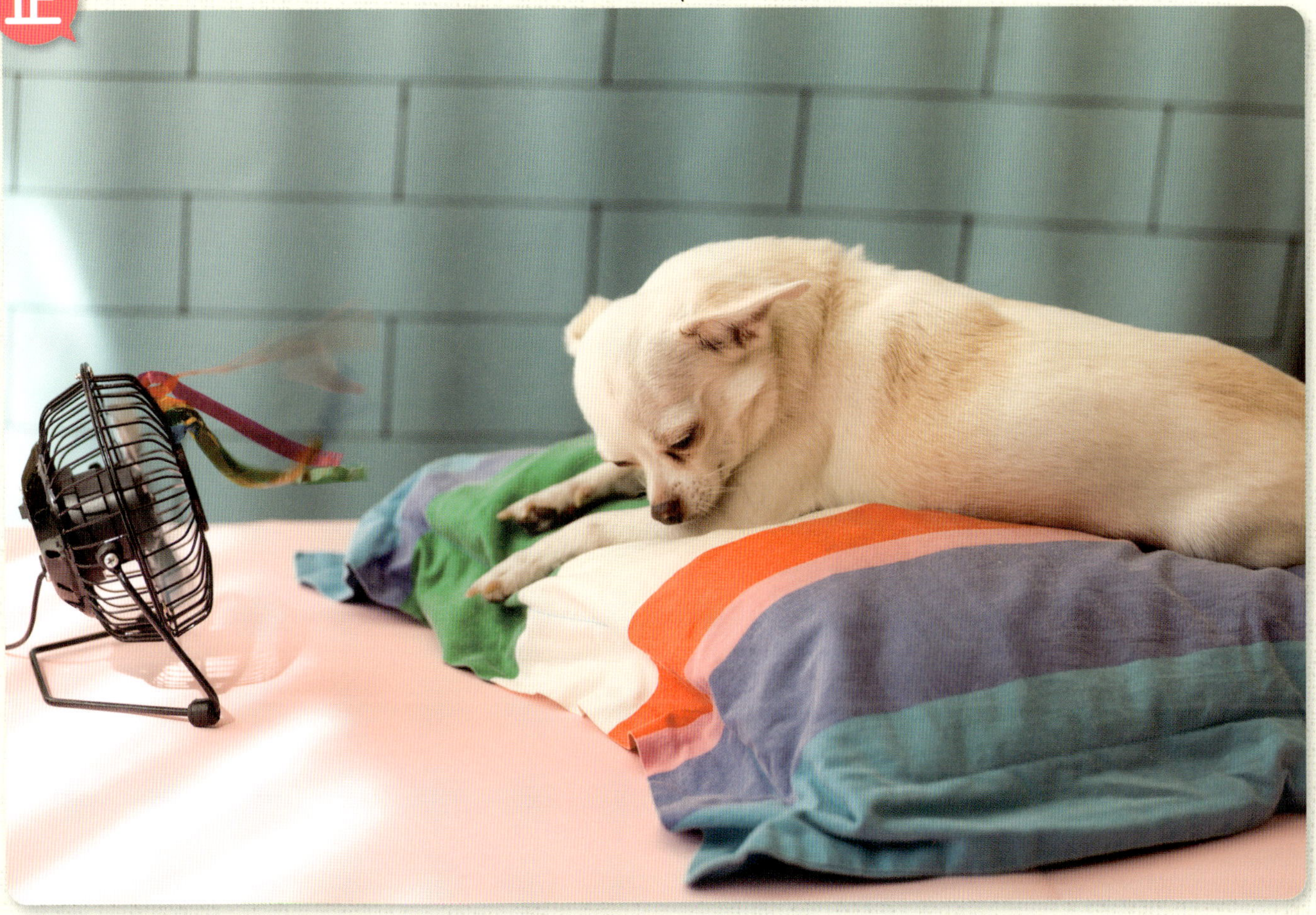

誤　まちがいは５つ。１分で探してわん。

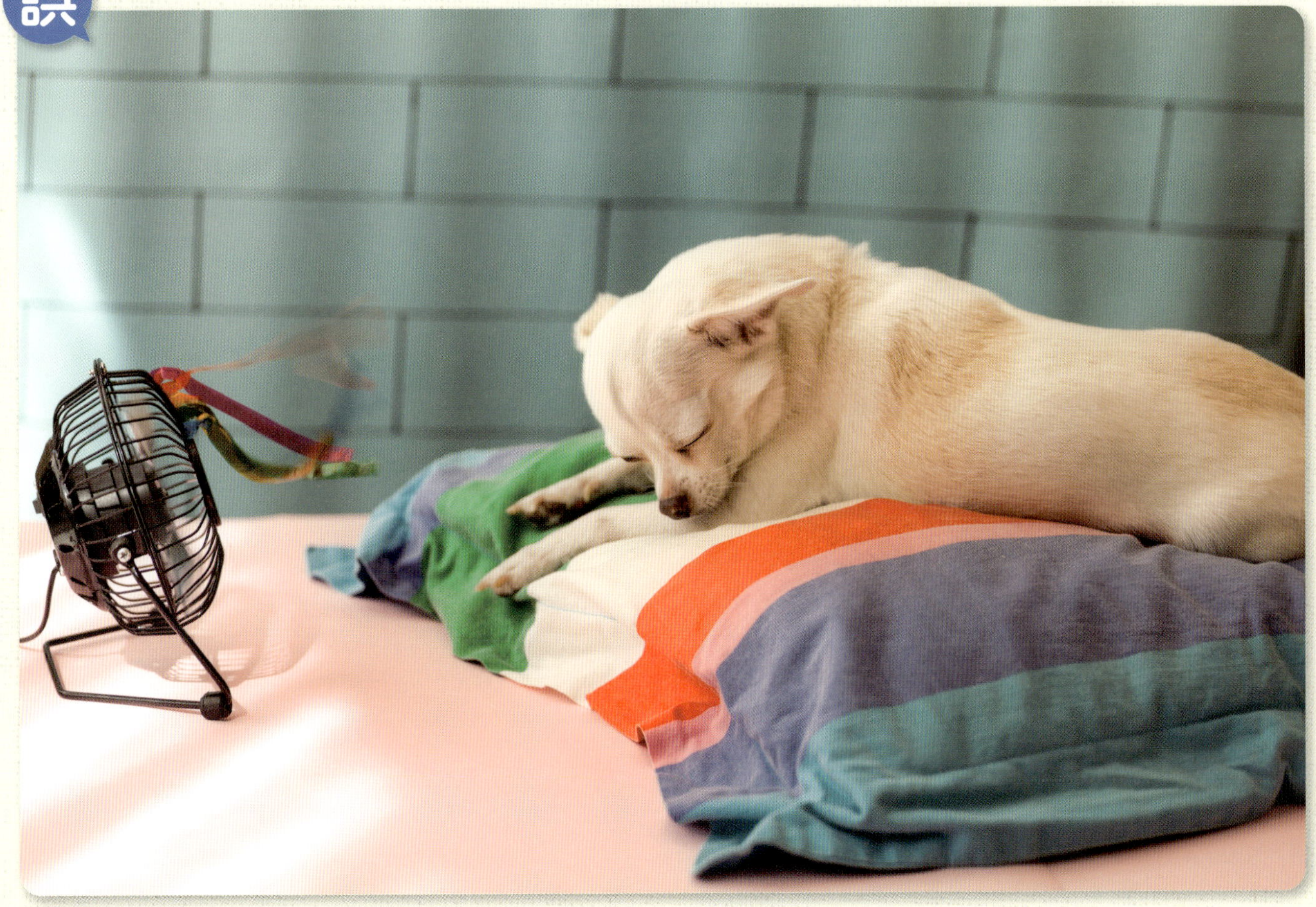

➡解答は68ページ

37 サポーター犬

1分で見つけた数	個
全部見つけるまでの時間	分　秒

正

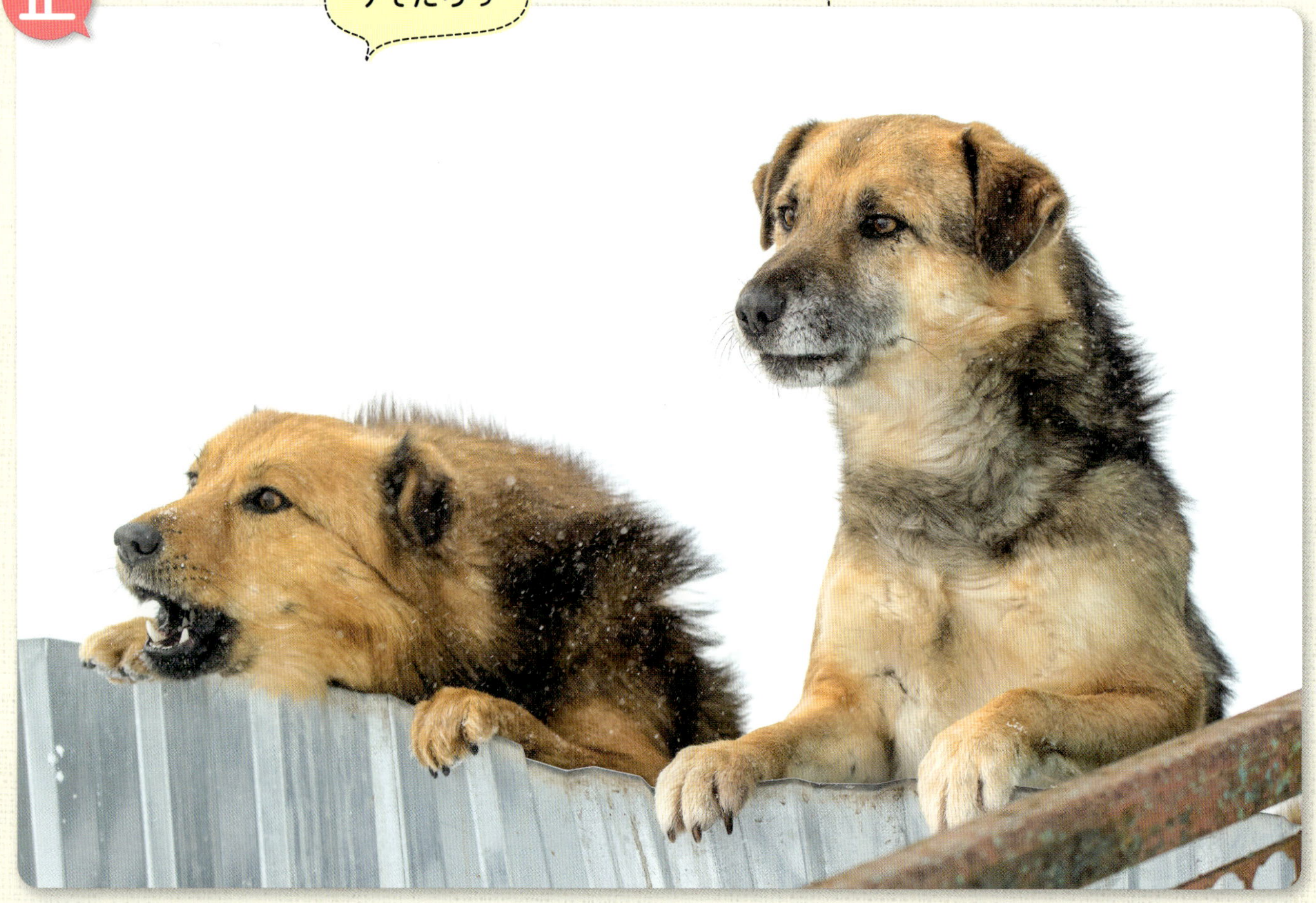

誤

まちがいは５つ。１分で探してわん。

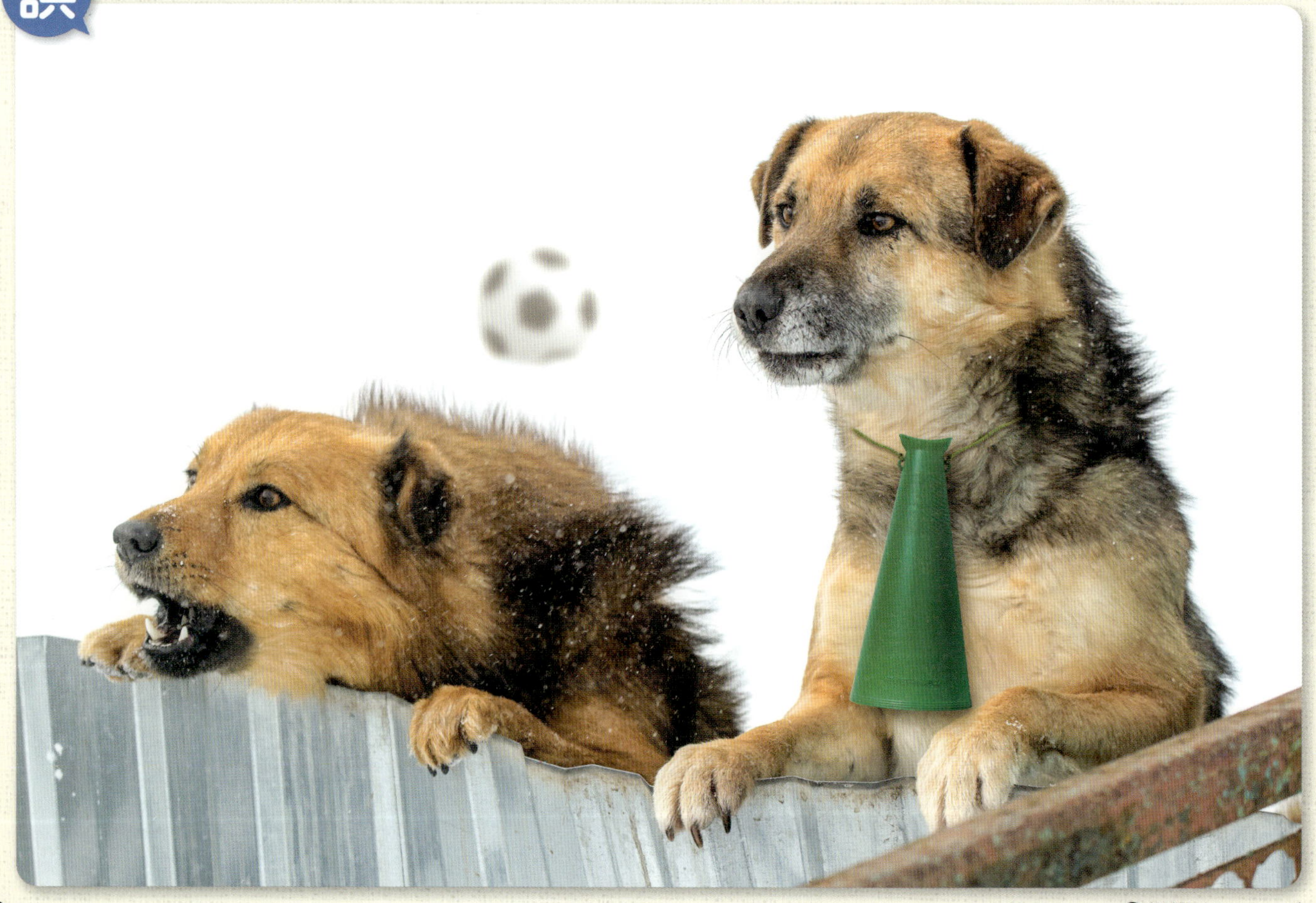

➡解答は68ページ

38 立場逆転犬

じゃ、次はご主人が
ボールを取ってくる番ね

1分で見つけた数	個
全部見つけるまでの時間	分　秒

正

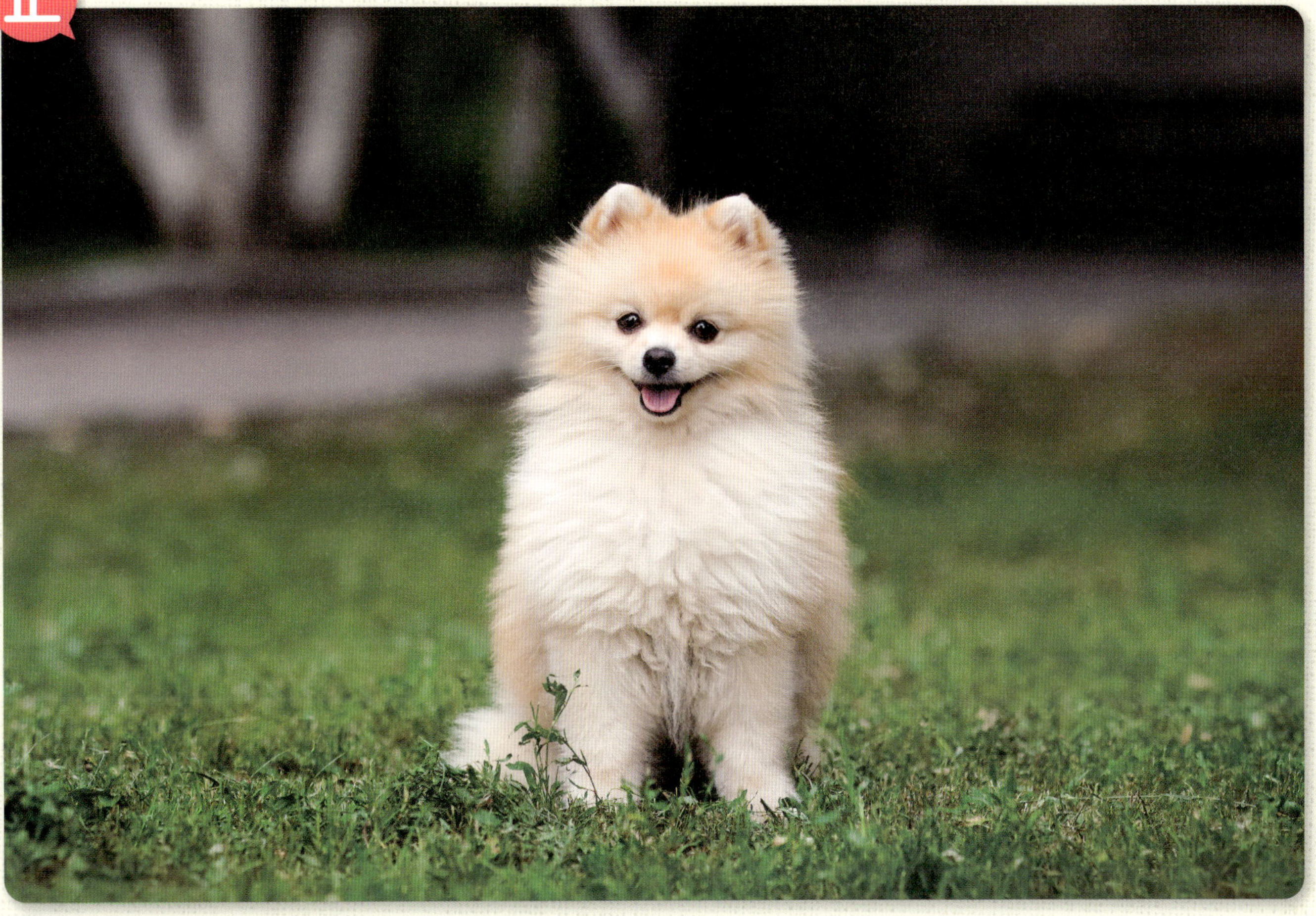

誤　まちがいは５つ。１分で探してわん。

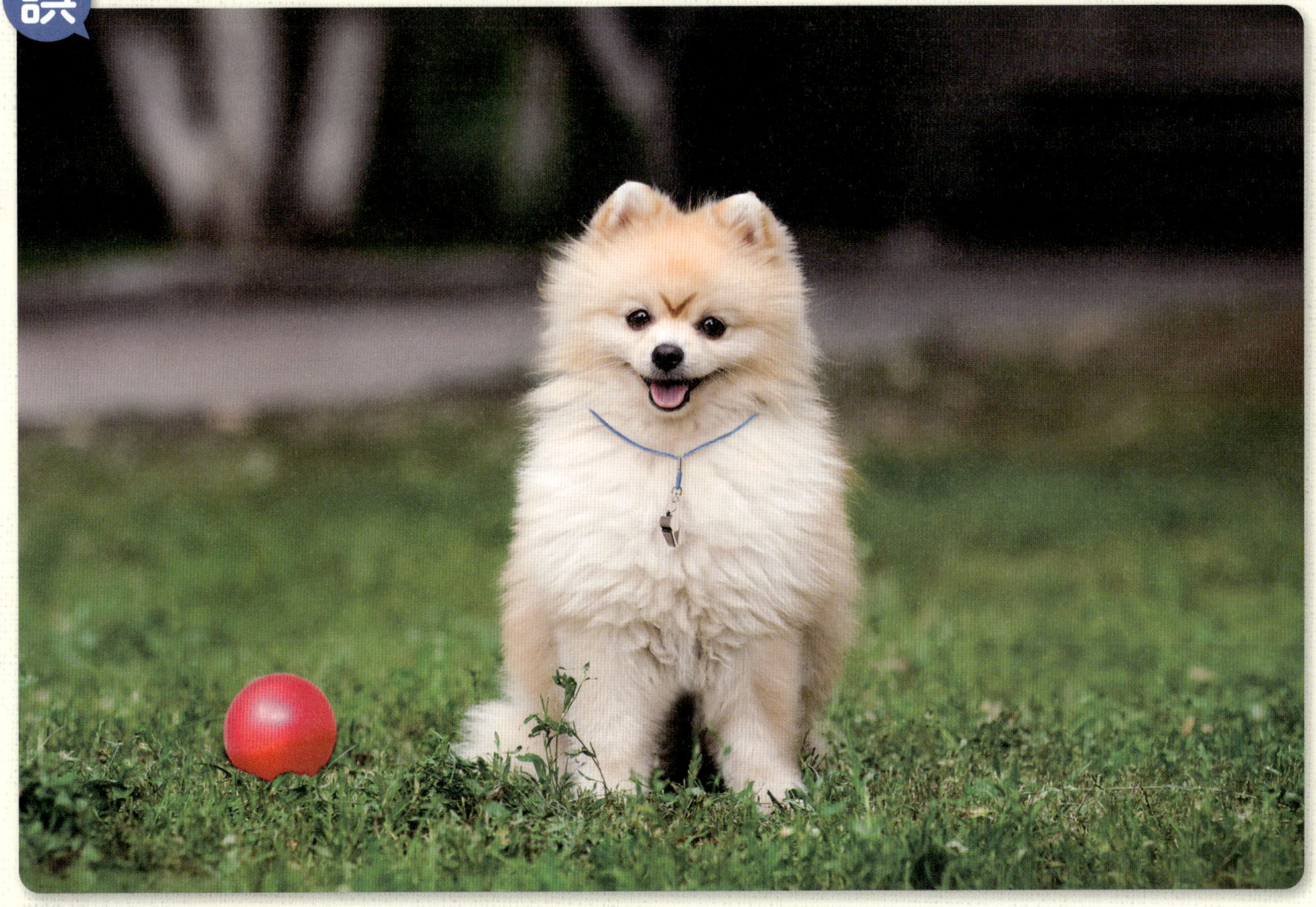

➡解答は69ページ

39 取り違え犬

ご主人が違うコと帰っちゃったあ

1分で見つけた数	個
全部見つけるまでの時間	分　秒

正

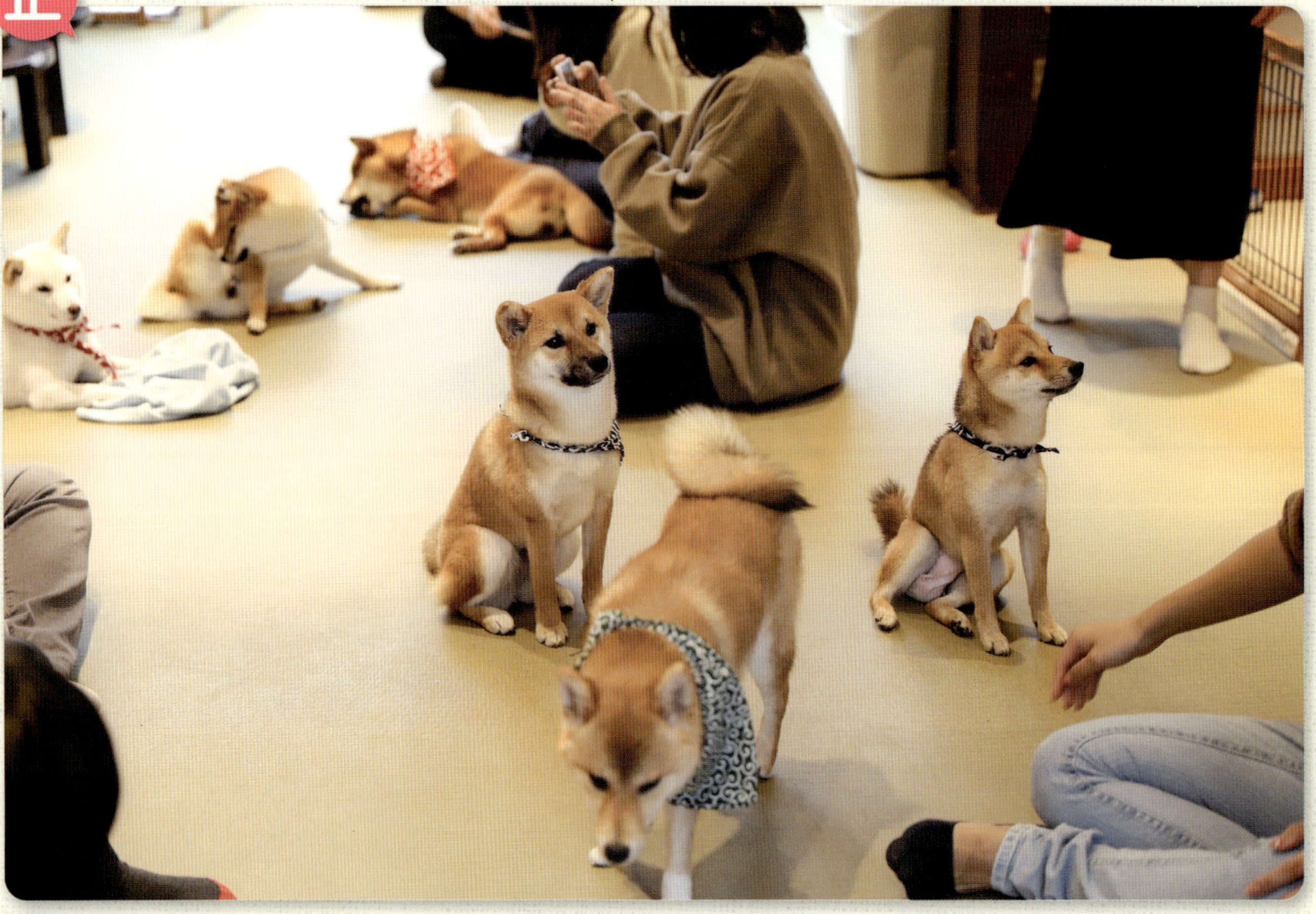

誤

まちがいは5つ。1分で探してわん。

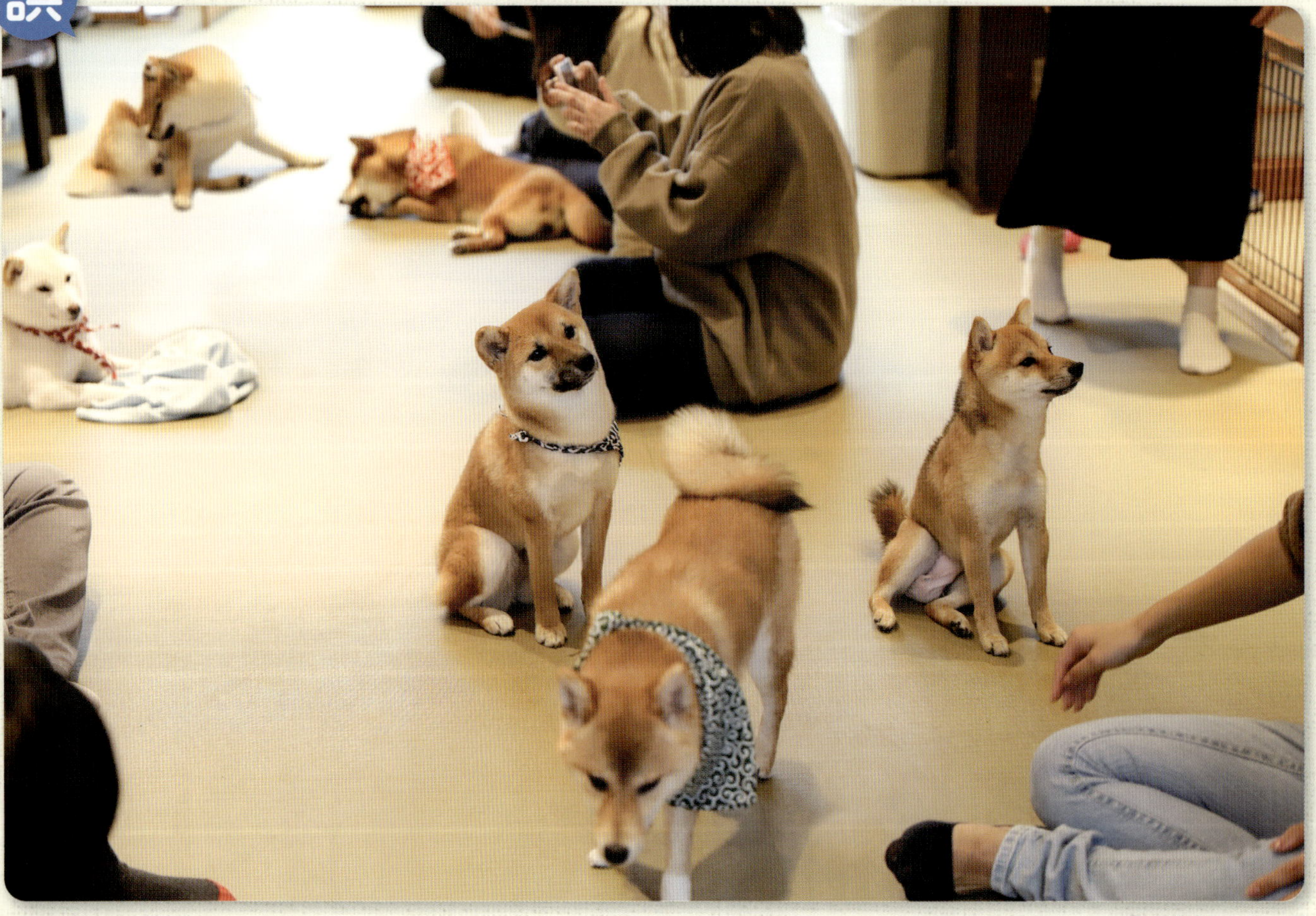

➡解答は69ページ

40 バスツアー犬

トイレ休憩、
間に合ったー

1分で見つけた数	個
全部見つけるまでの時間	分　秒

正

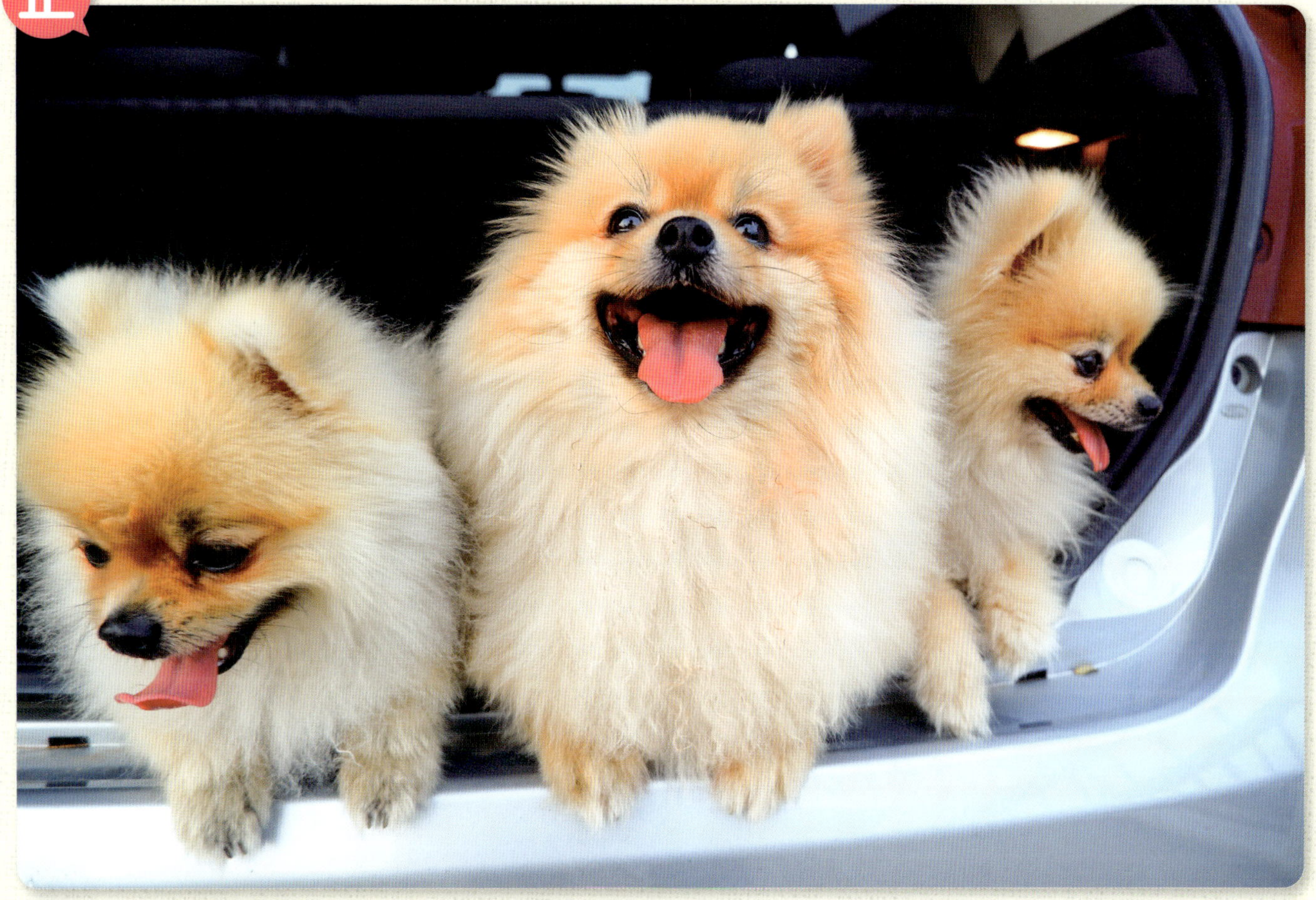

誤

まちがいは５つ。１分で探してわん。

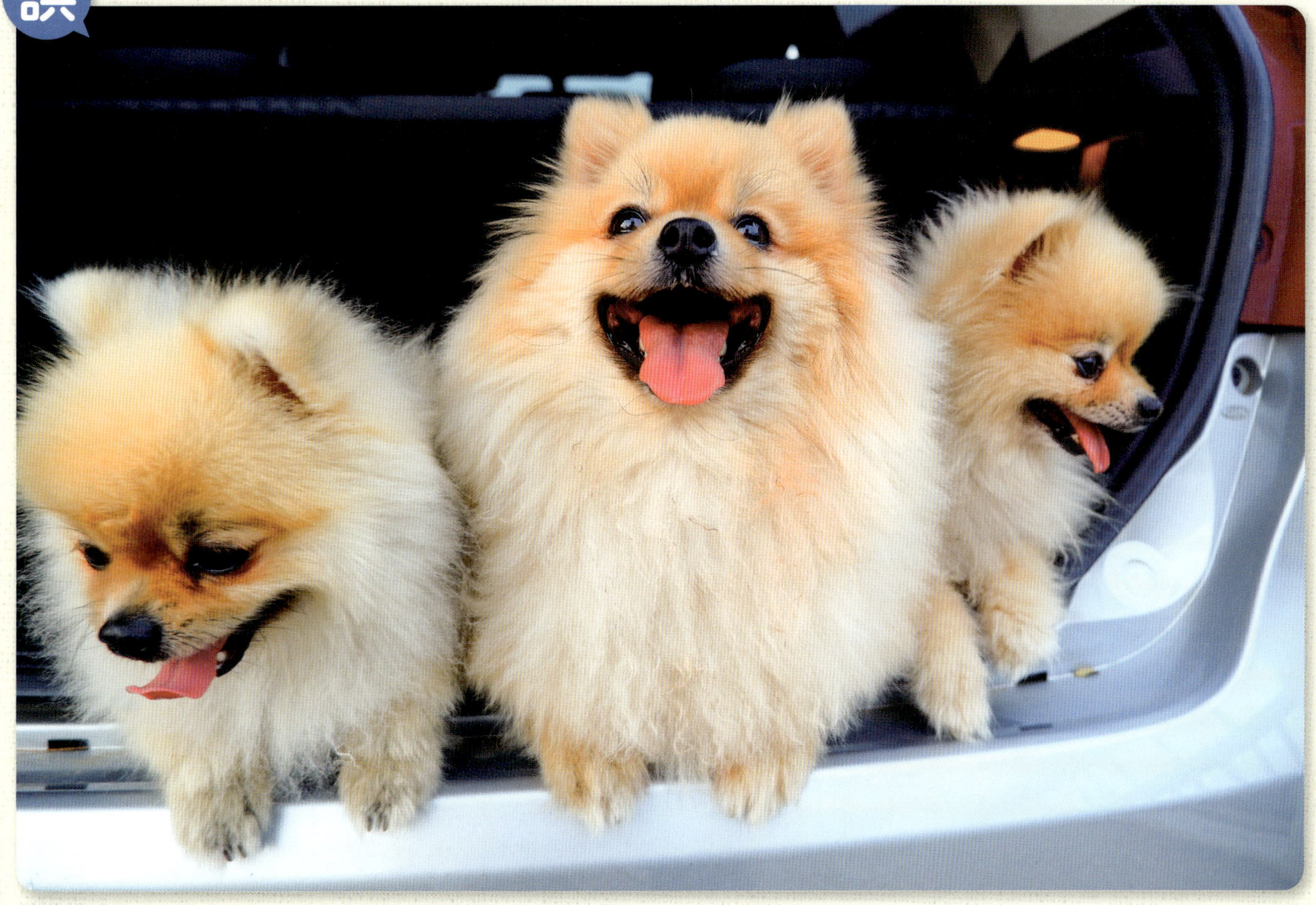

➡解答は69ページ

41 気が弱い犬

ねこさんのいびきで、
眠れない……

1分で見つけた数	個
全部見つけるまでの時間	分　秒

正

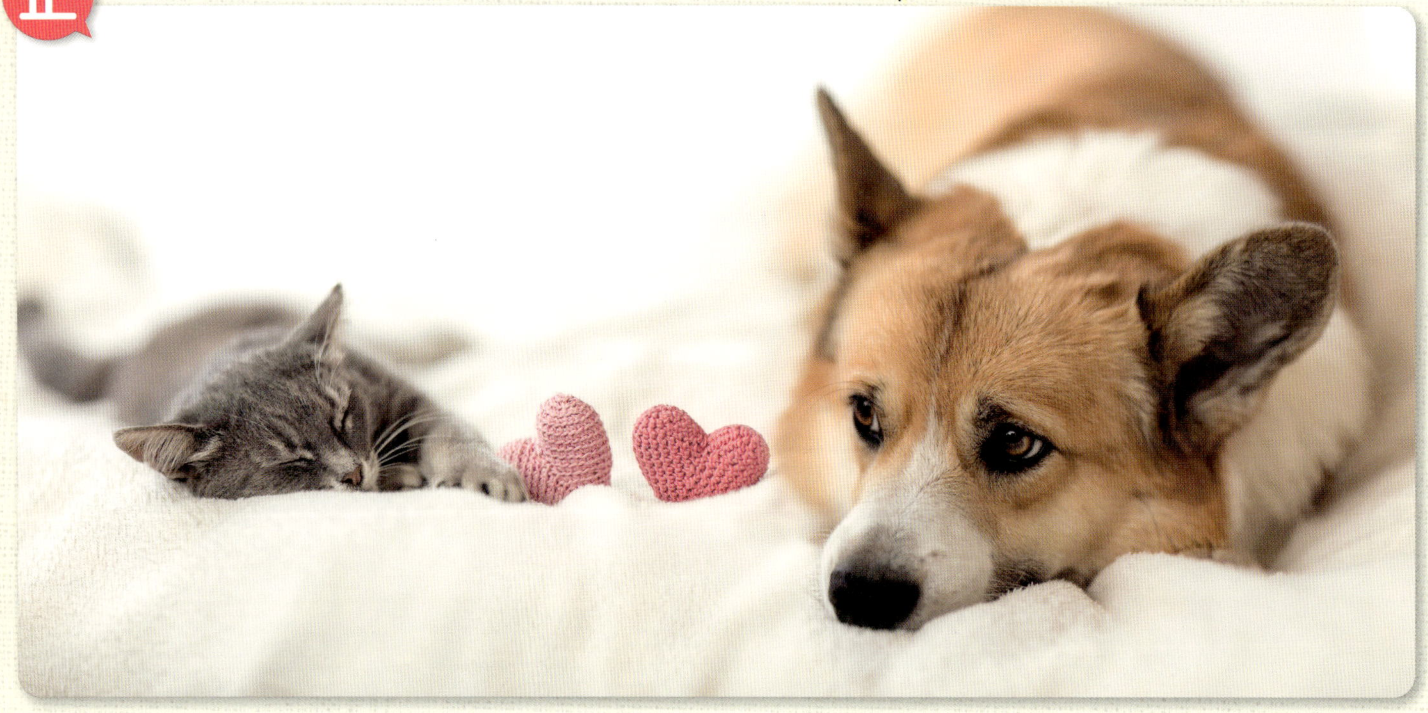

誤

まちがいは５つ。１分で探してわん。

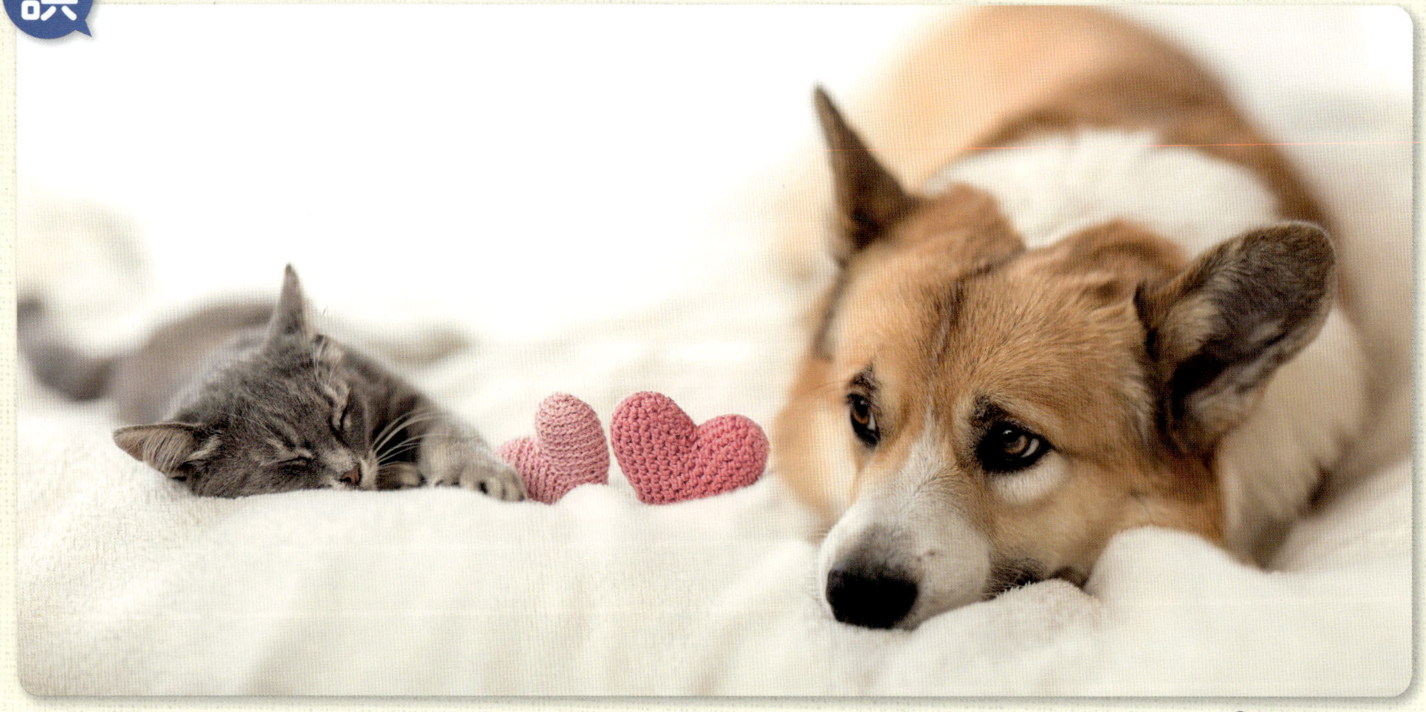

➡解答は69ページ

42 ごあいさつ犬

ご機嫌、
うるわしゅう

1分で見つけた数	個
全部見つけるまでの時間	分　秒

正

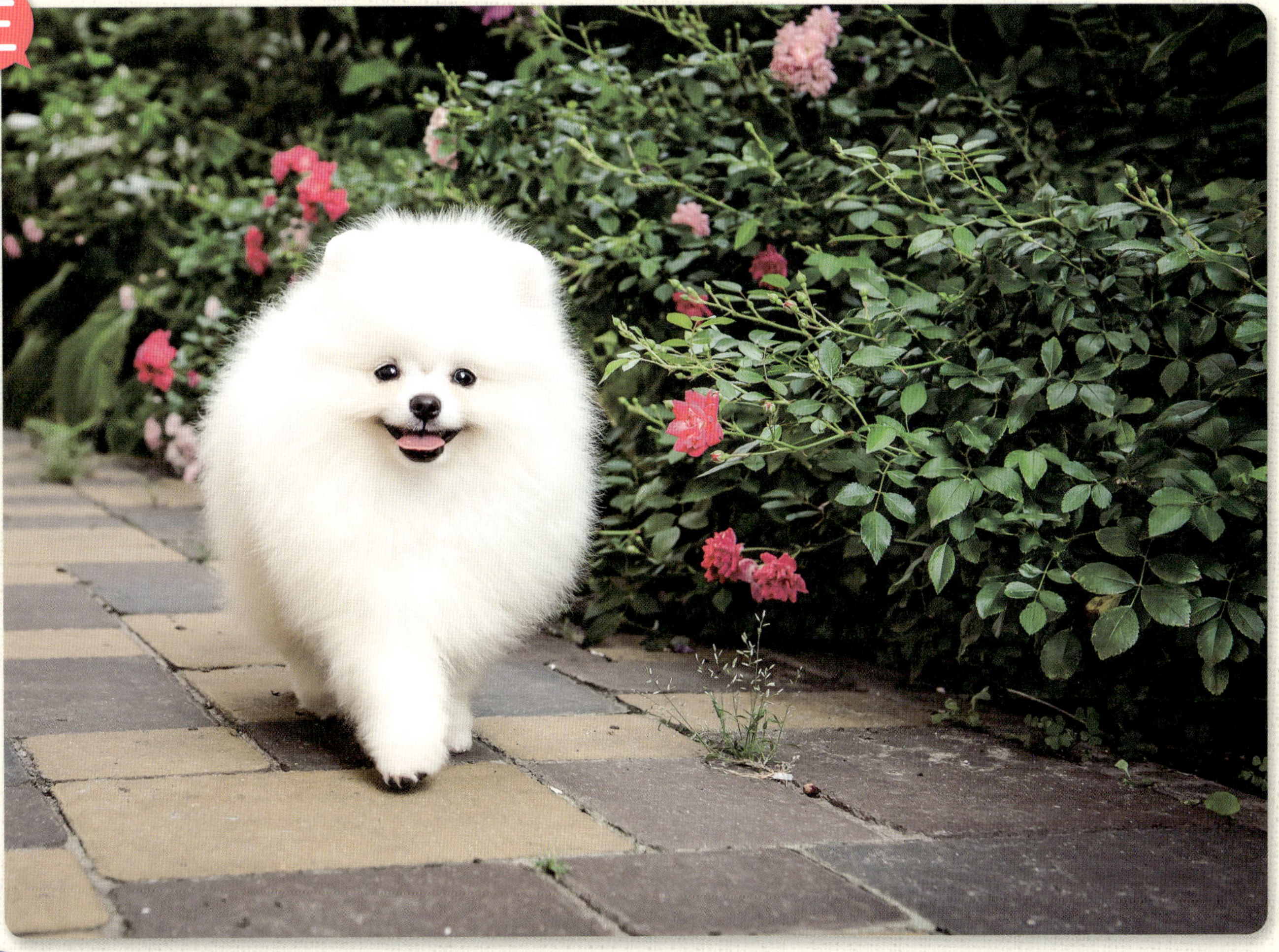

誤

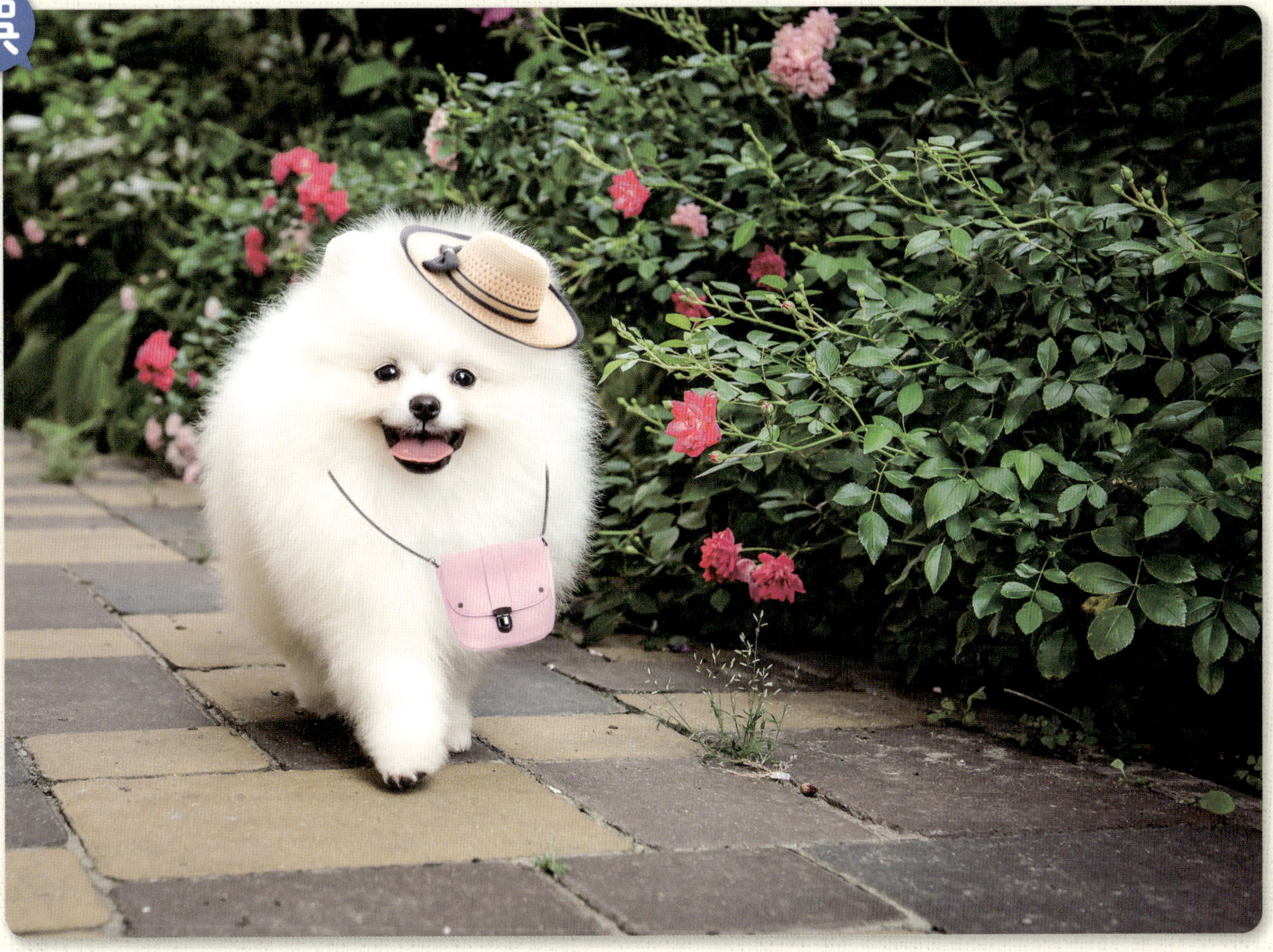

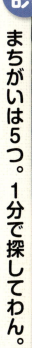

まちがいは5つ。1分で探してわん。

➡解答は69ページ

43 しかられ犬

お風呂は
肩まで漬かりなさいって、
ママいってるでしょ!?

1分で見つけた数	個
全部見つけるまでの時間	分　秒

正

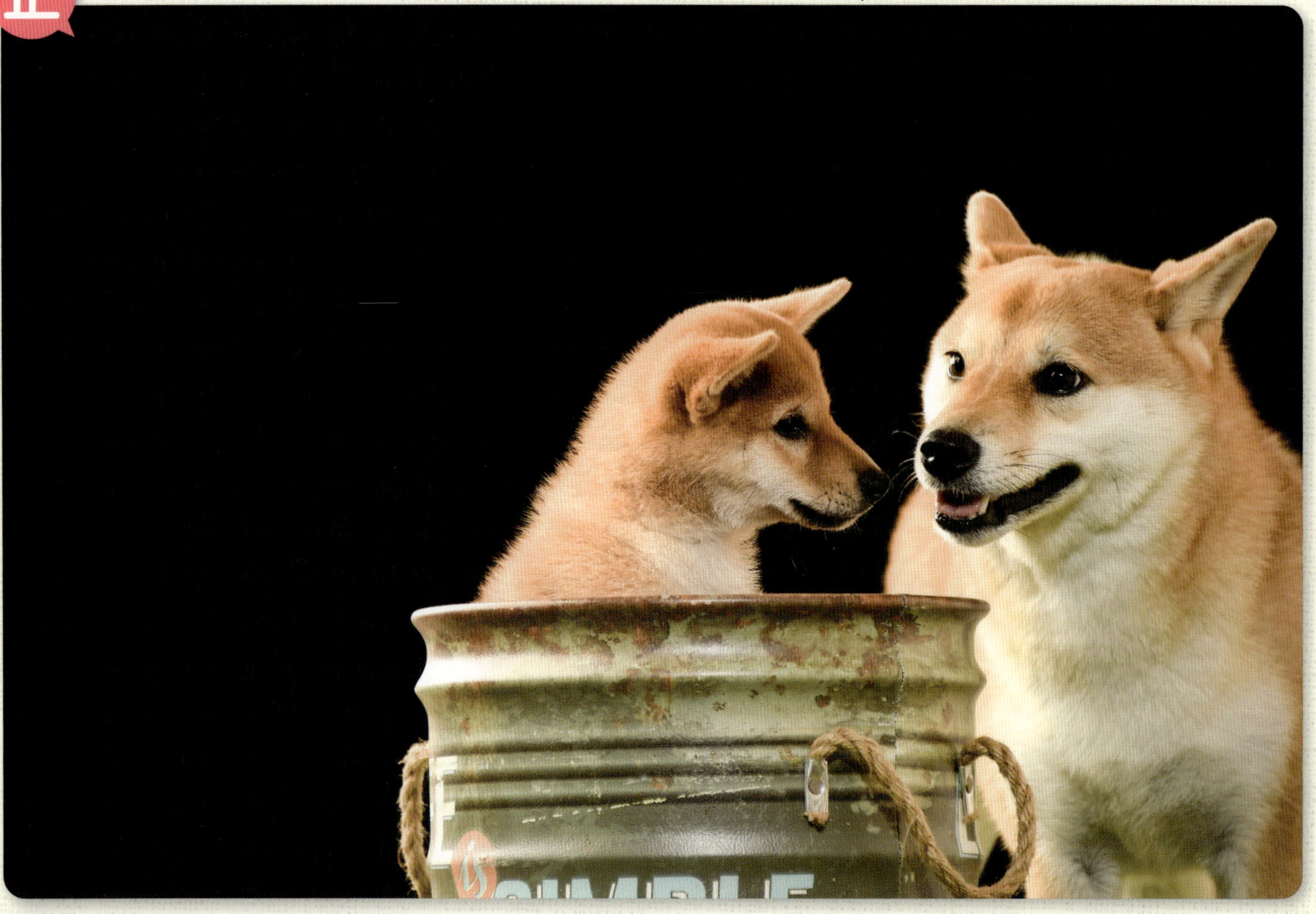

誤　まちがいは５つ。１分で探してわん。

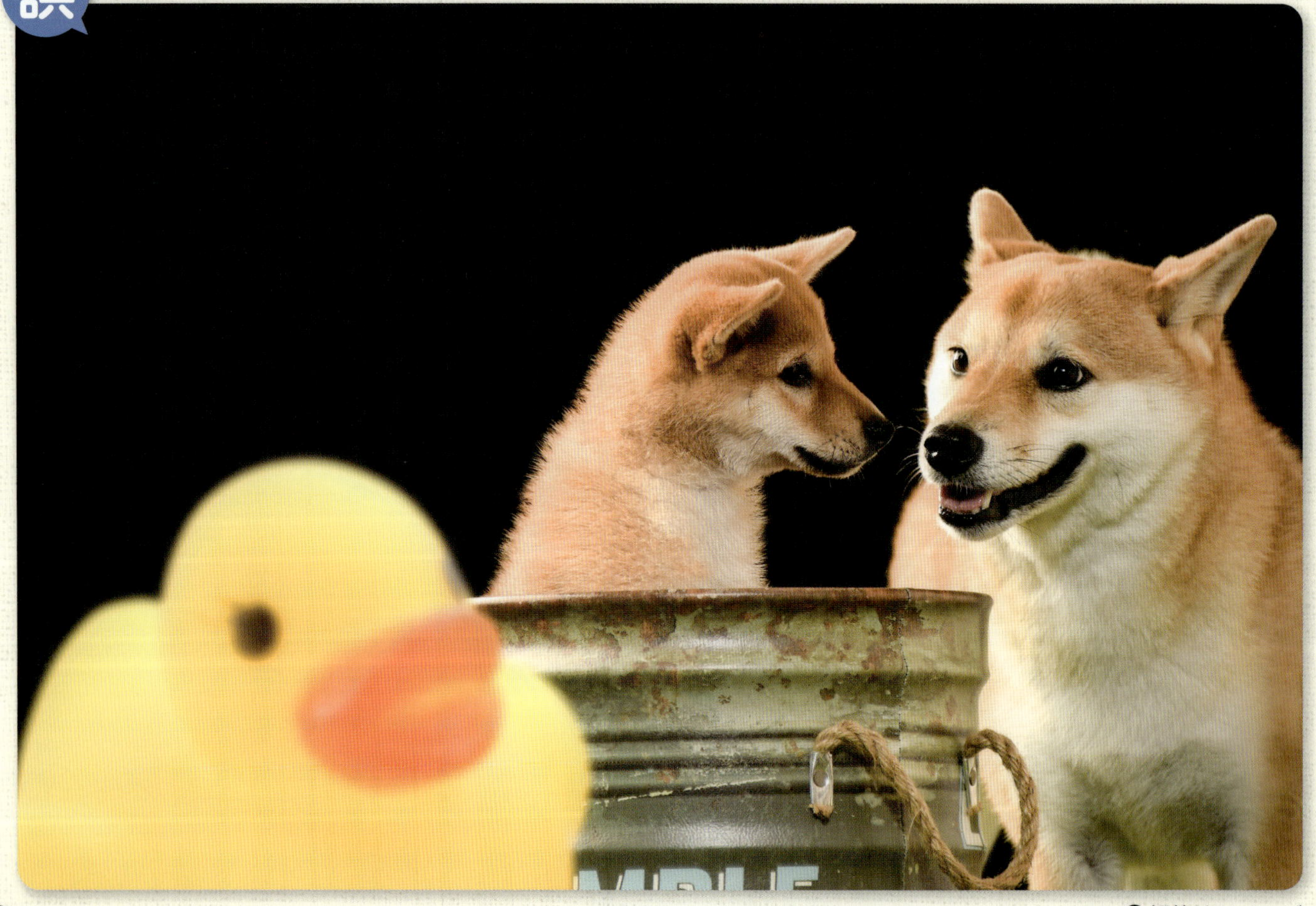

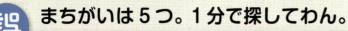

➡解答は69ページ

44 甘えん坊犬

もう歩けないから、
だっこして

1分で見つけた数	個
全部見つけるまでの時間	分　秒

正

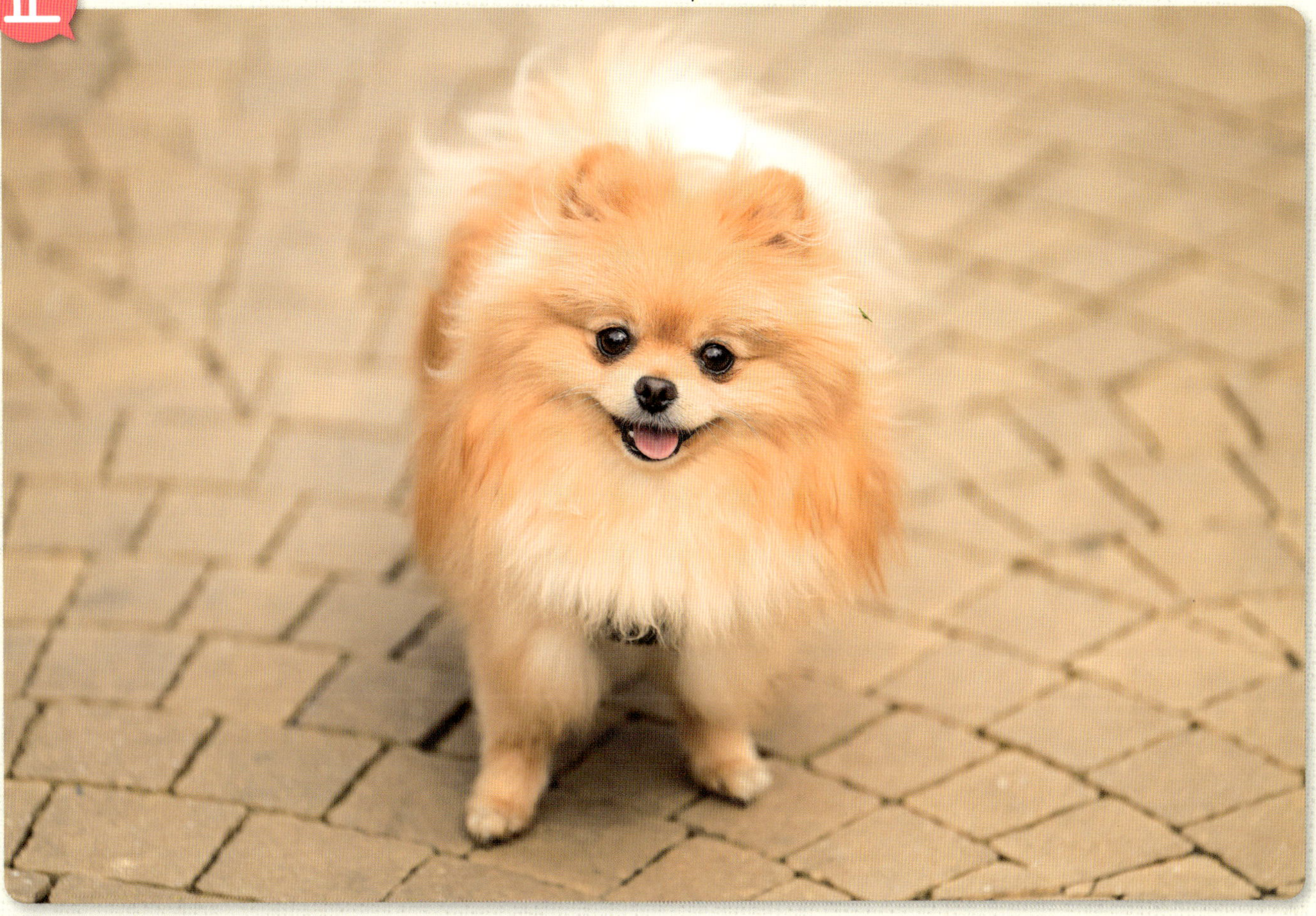

誤　まちがいは5つ。1分で探してわん。

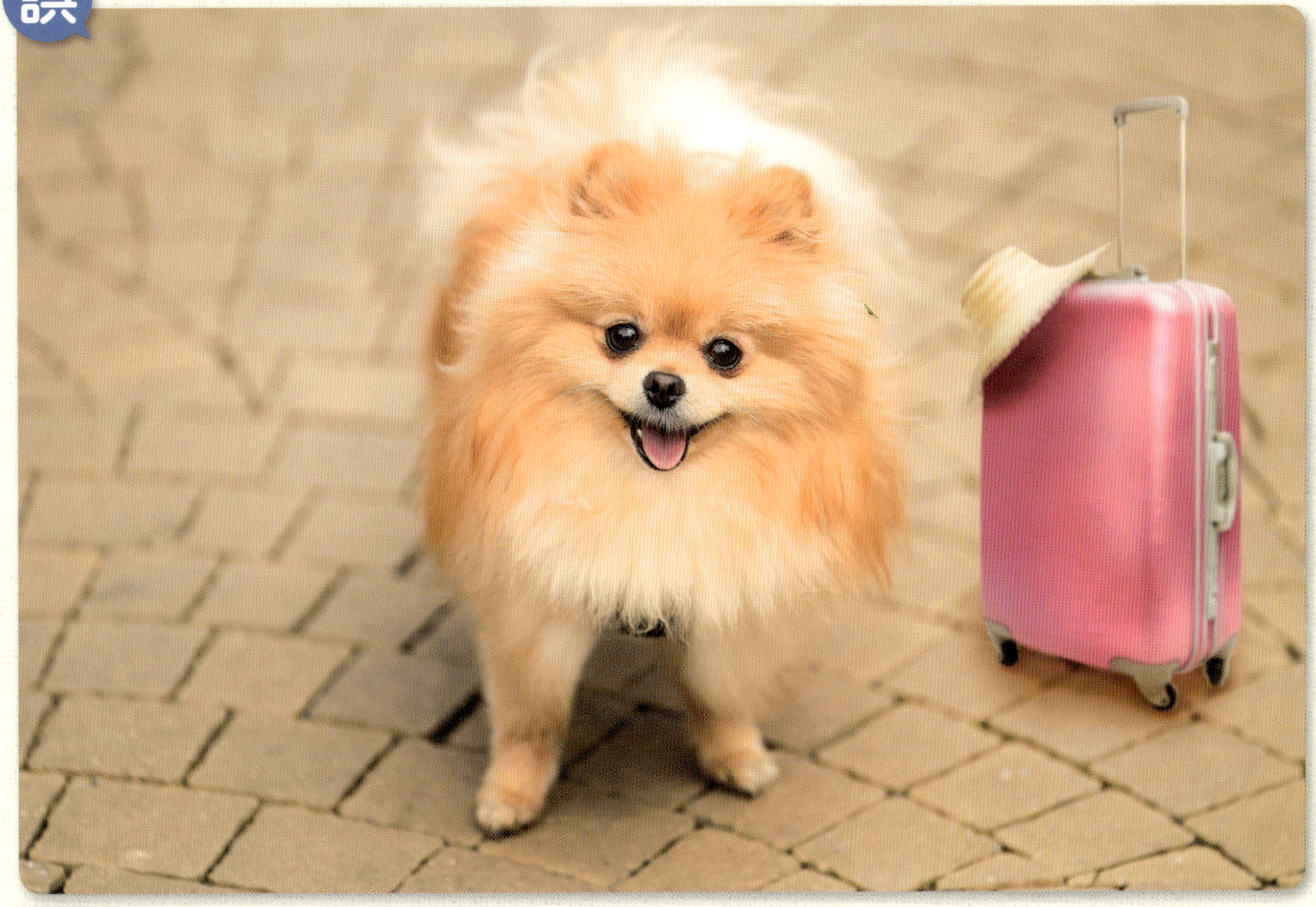

➡解答は69ページ

45 警備犬

「猛犬に注意」って見てないの？

1分で見つけた数	個
全部見つけるまでの時間	分　秒

正

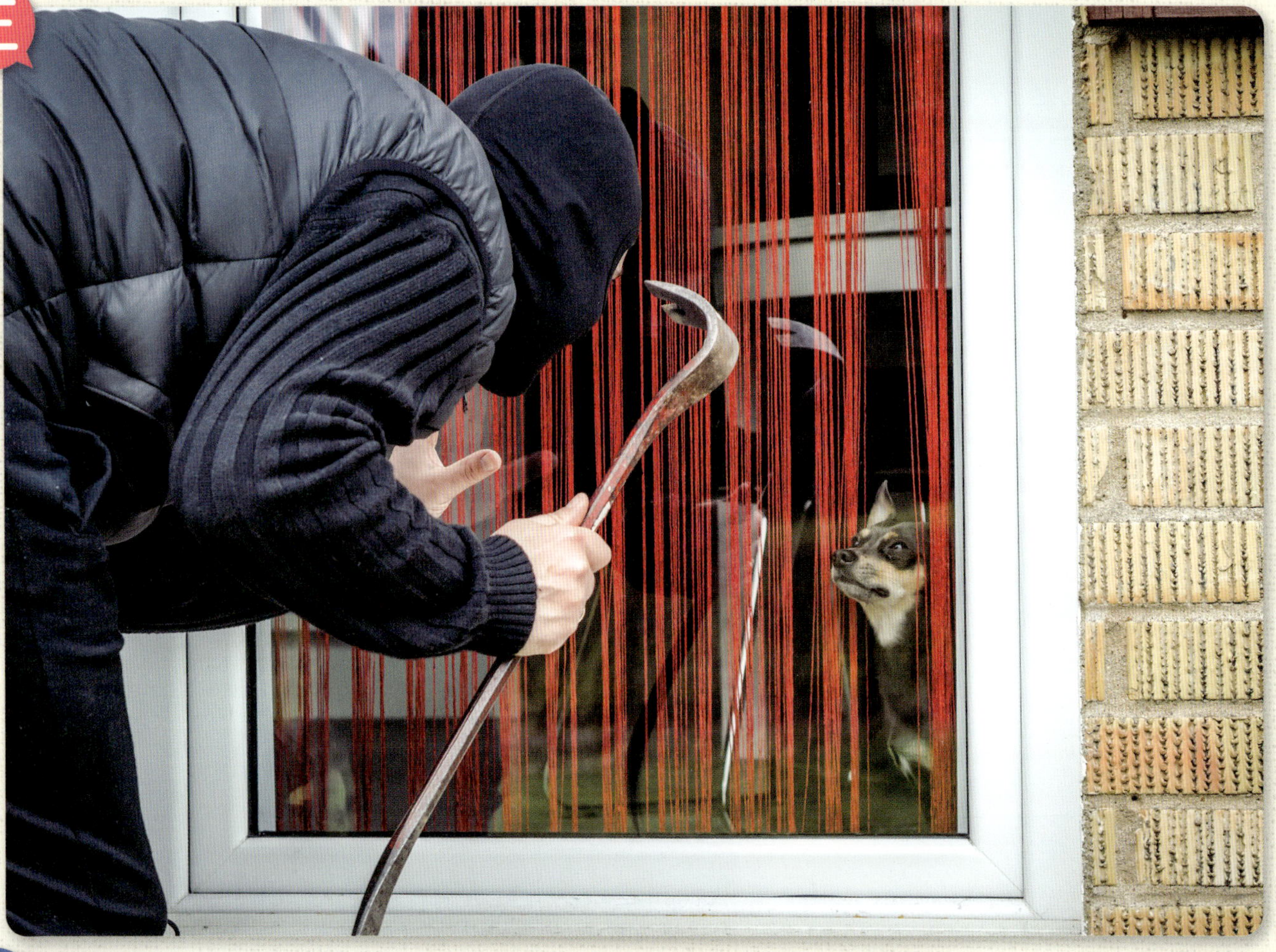

誤

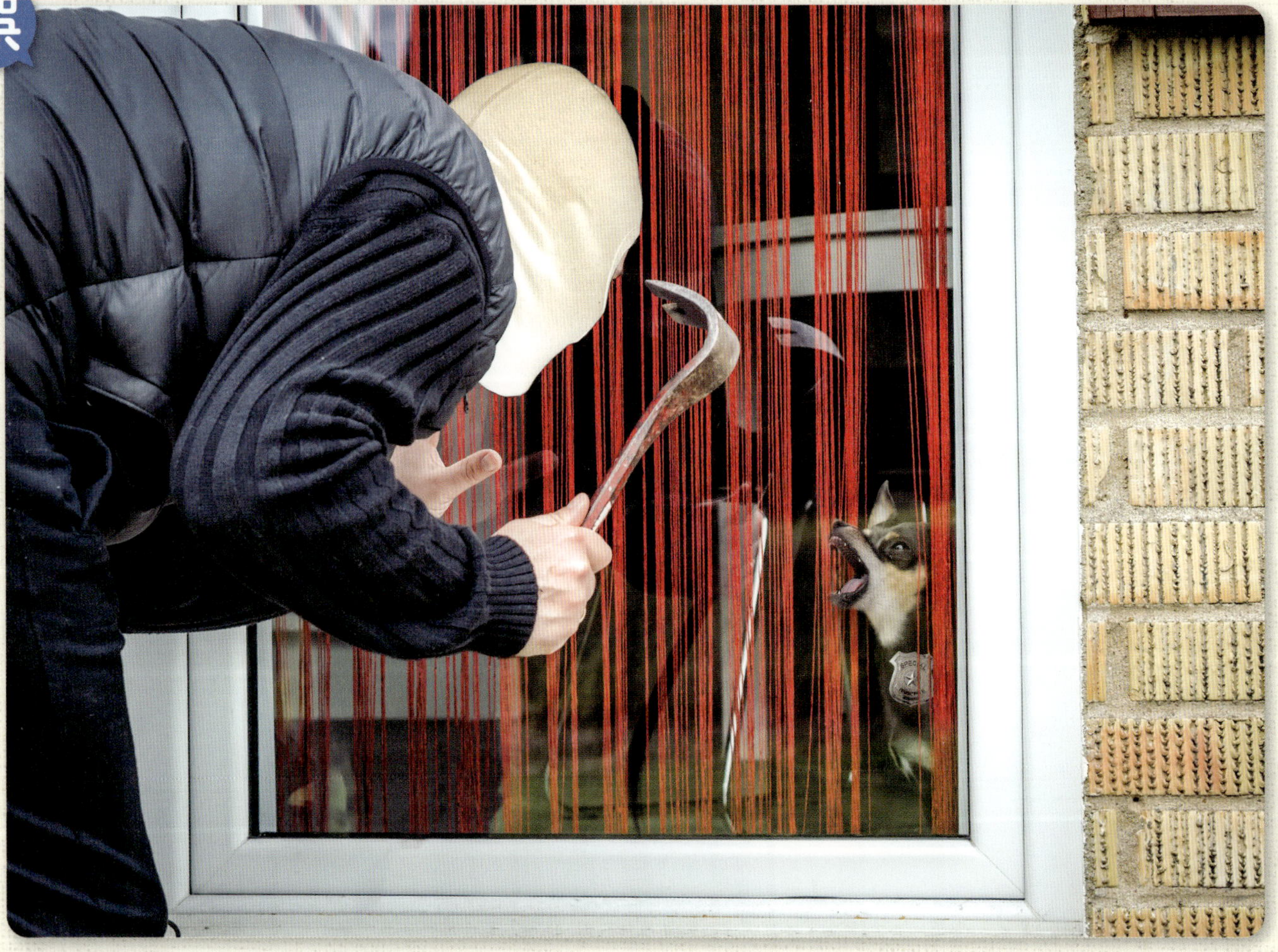

まちがいは5つ。1分で探してわん。

➡解答は69ページ

46 罰則犬

えっ、ボクが何をしたって
いうんですか？

1分で見つけた数	個
全部見つけるまでの時間	分　秒

正

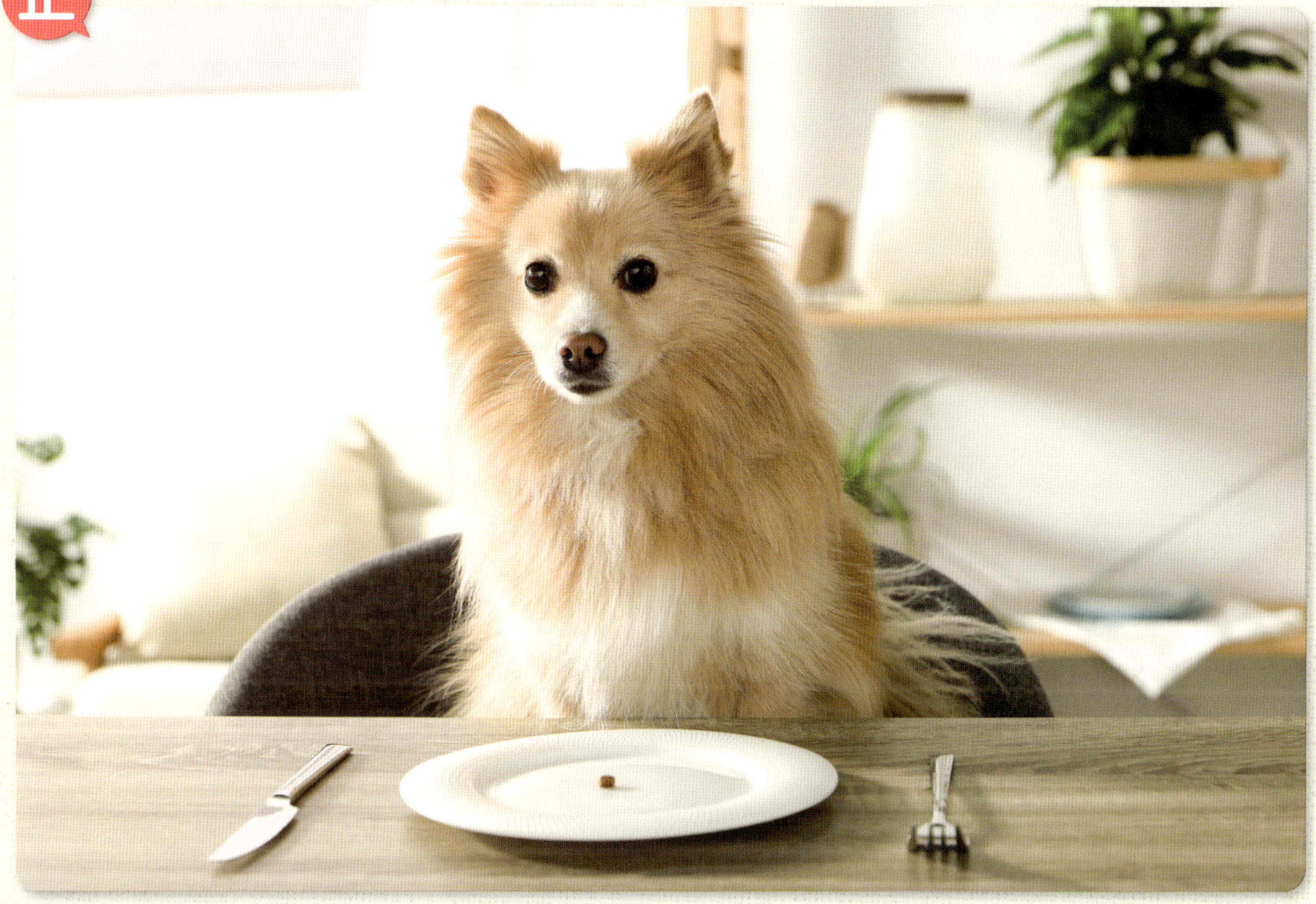

誤　まちがいは５つ。１分で探してわん。

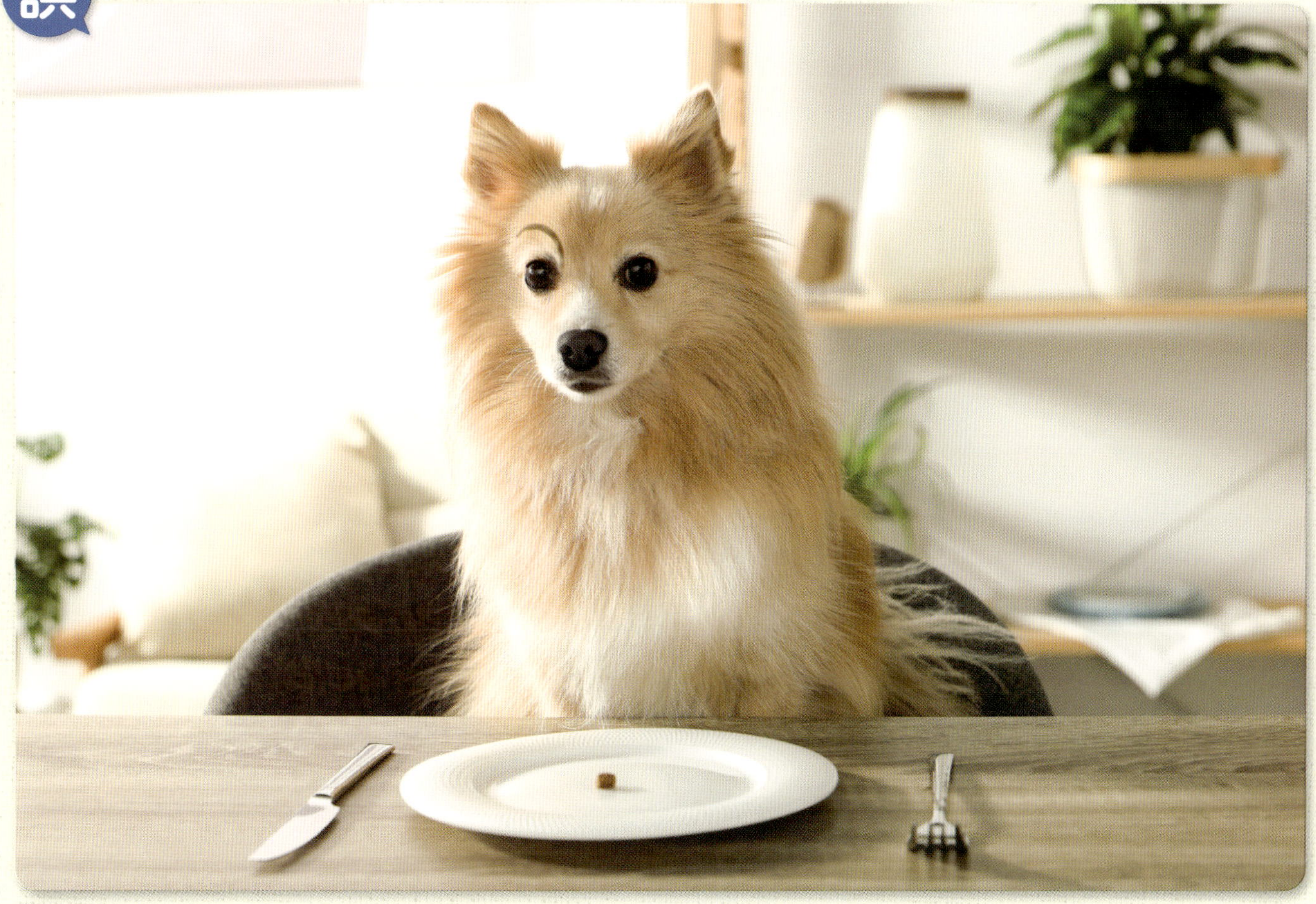

➡解答は70ページ

47 ビクビク犬

ハチさんに
刺されませんように……

1分で見つけた数	個
全部見つけるまでの時間	分　秒

正

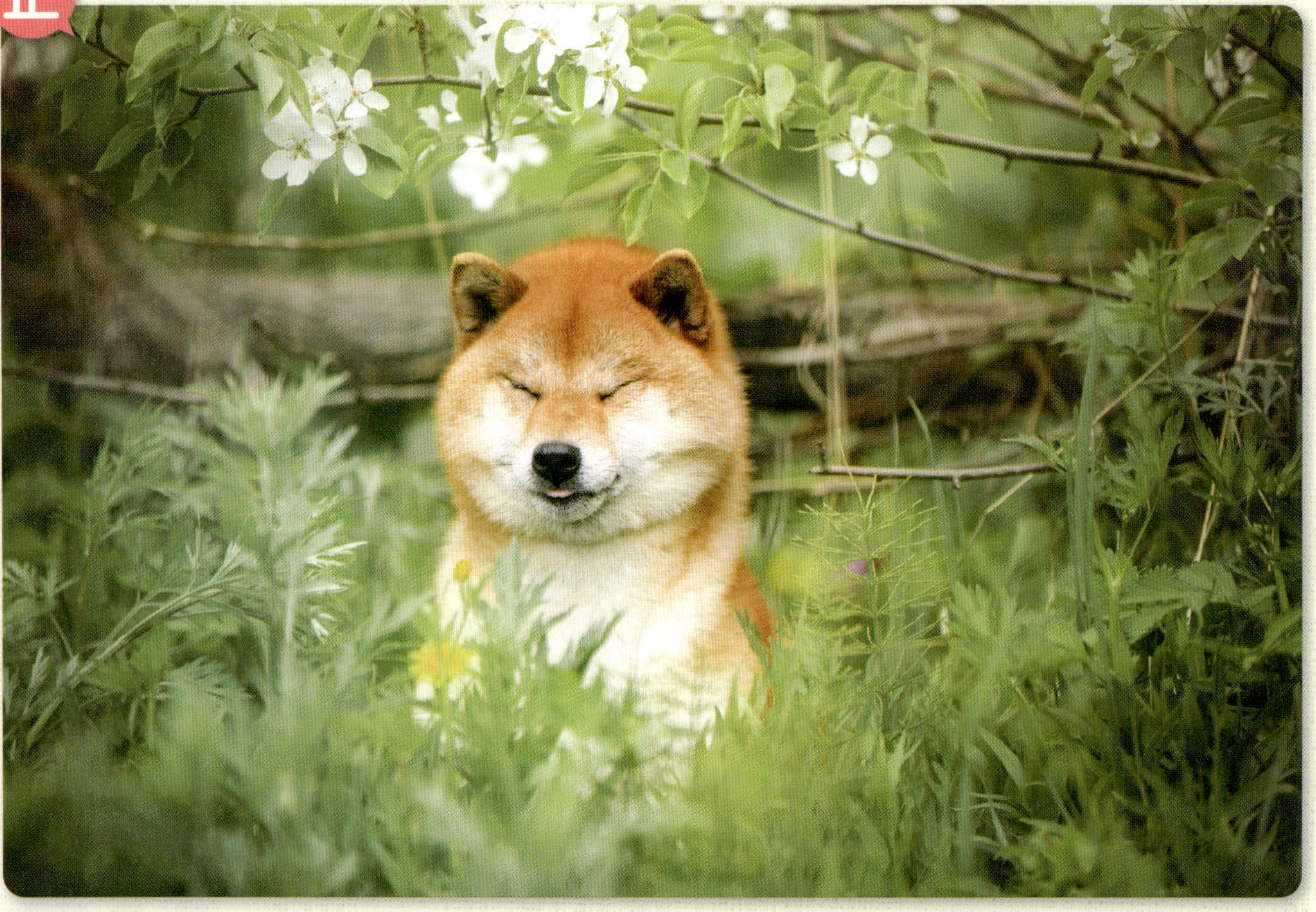

誤

まちがいは5つ。1分で探してわん。

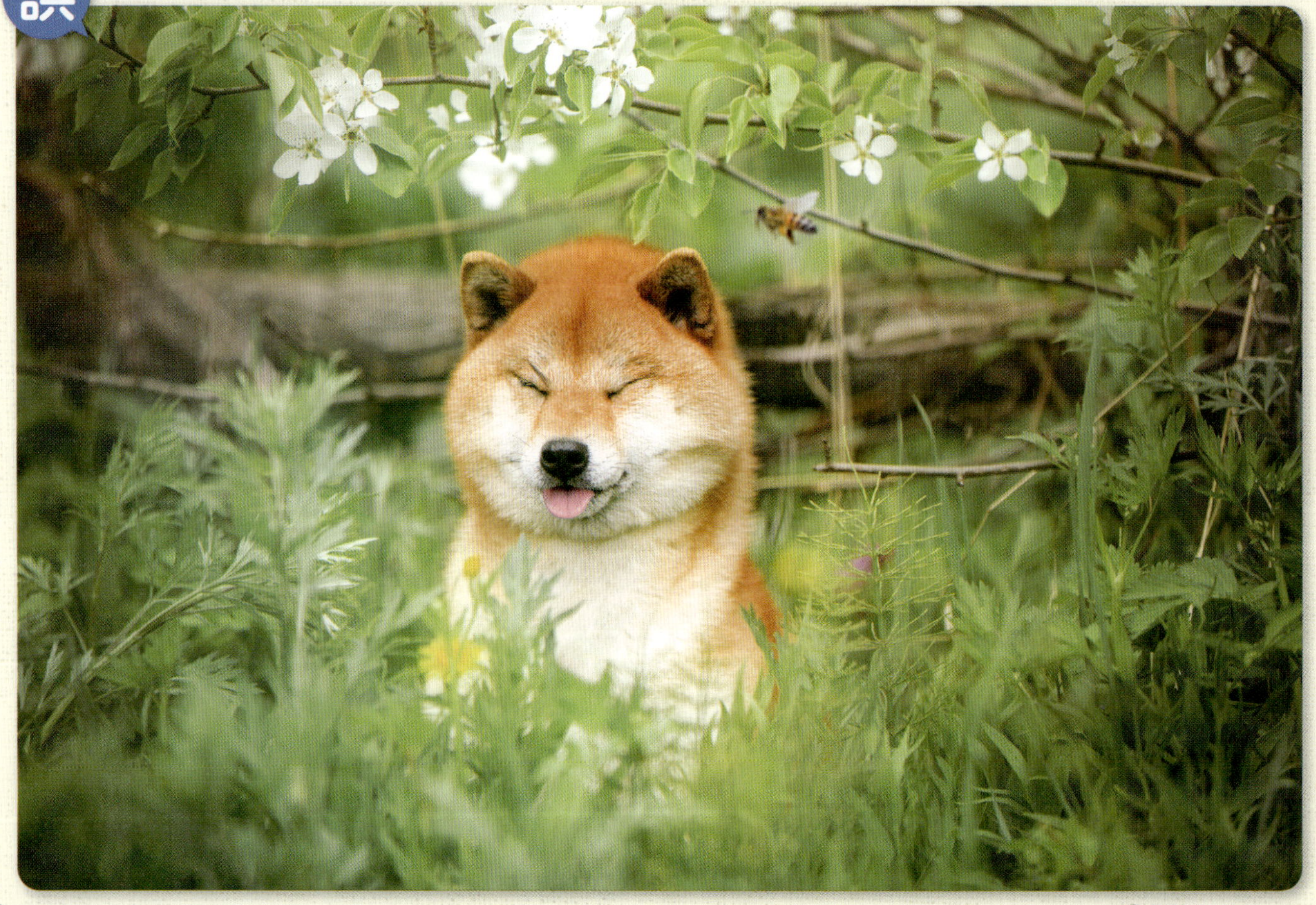

➡解答は70ページ

48 道に迷った犬

みんなー、
勝手に動くなーっ

1分で見つけた数	個
全部見つけるまでの時間	分　秒

正

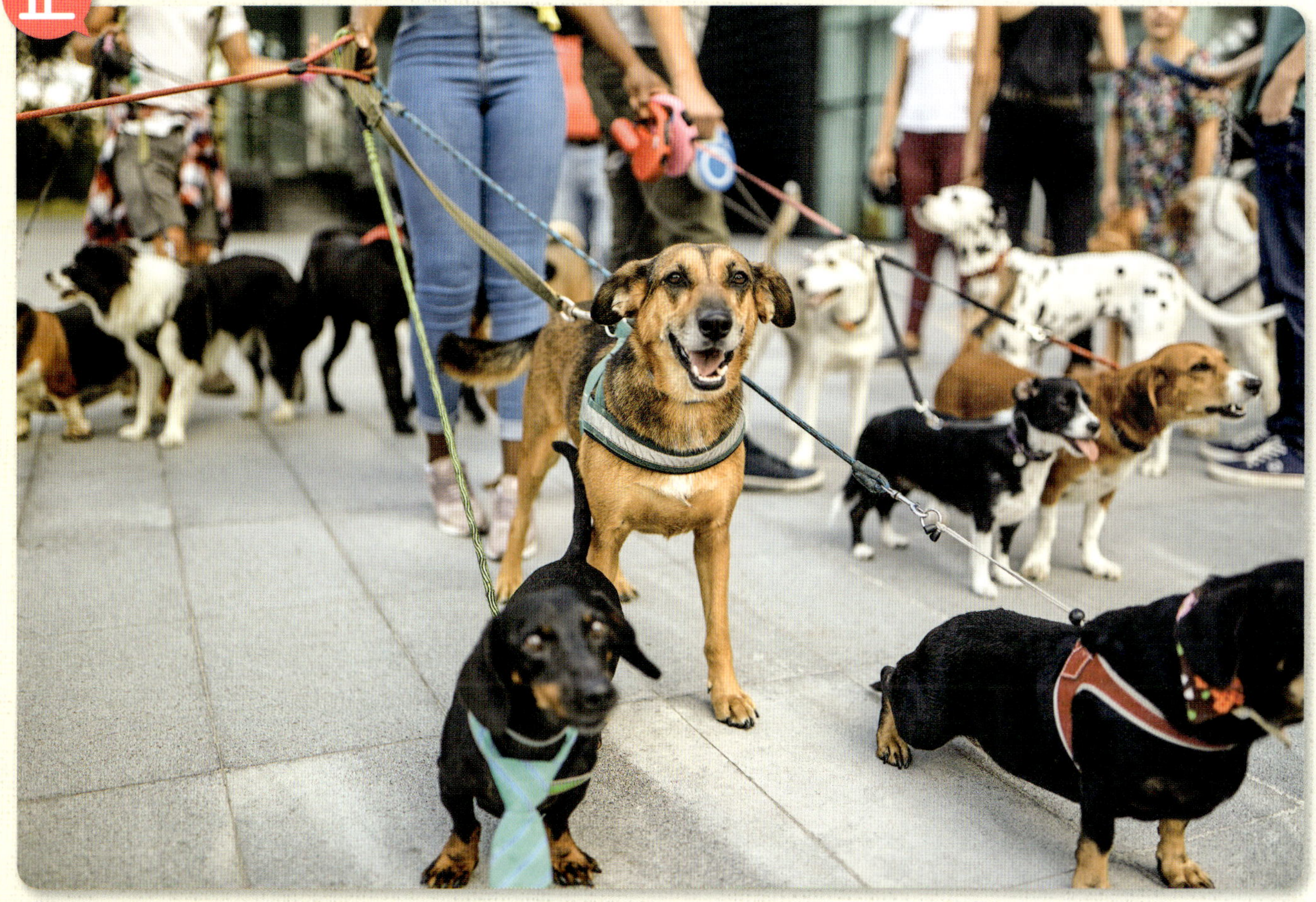

誤

まちがいは５つ。１分で探してわん。

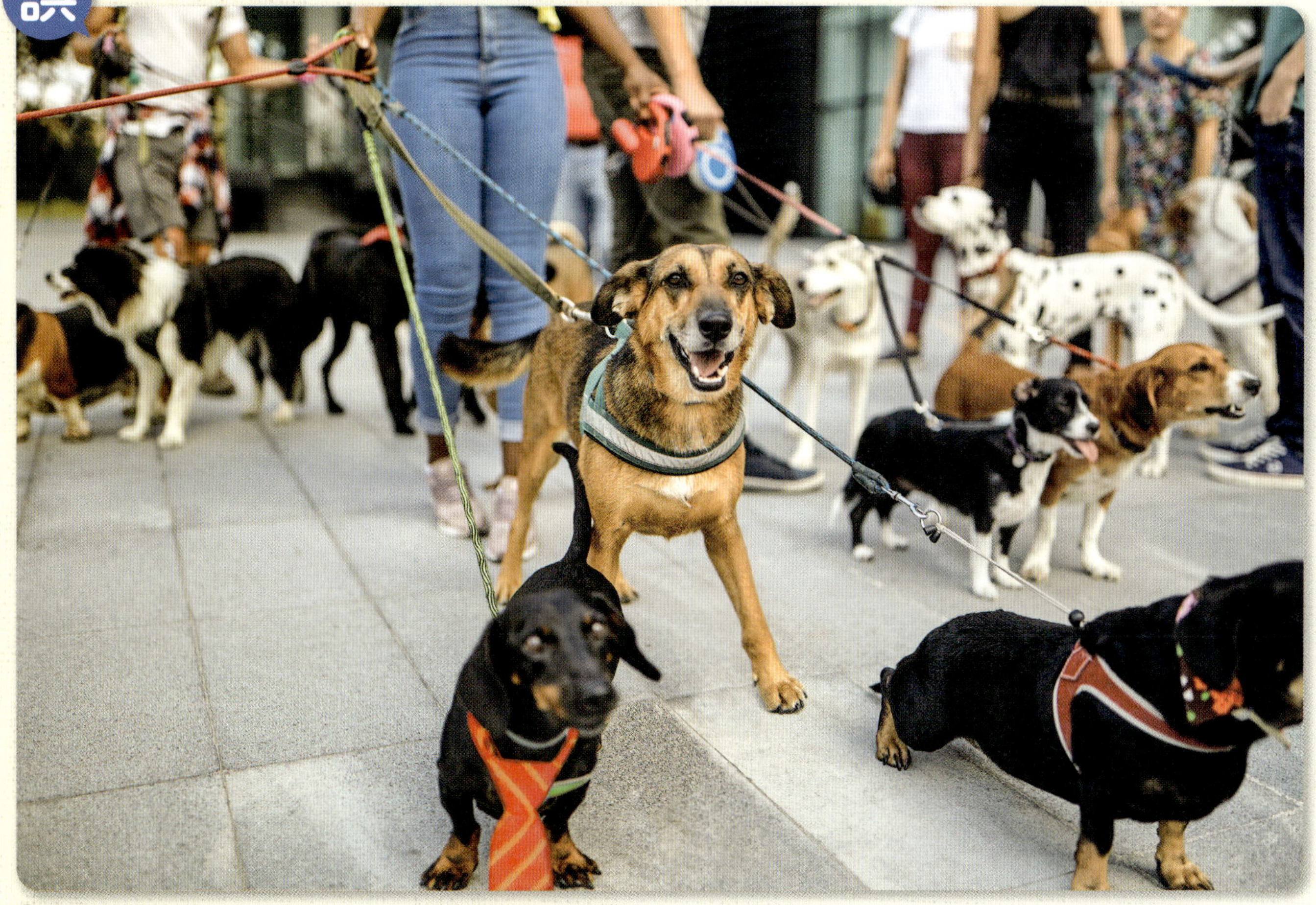

➡解答は70ページ

49 寝相悪い犬

いてて……
たんこぶできちゃう

1分で見つけた数	個
全部見つけるまでの時間	分　秒

正

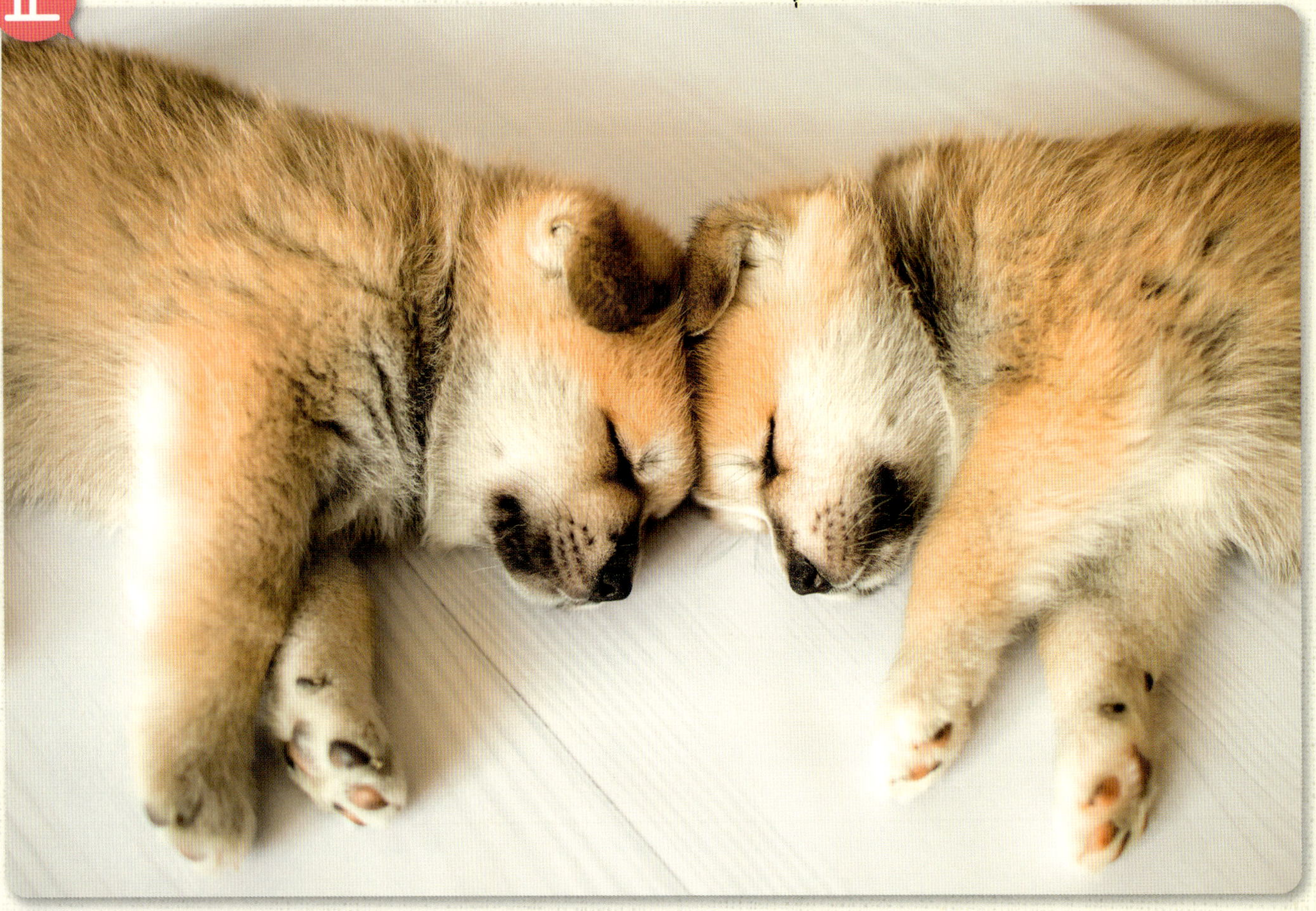

誤

まちがいは５つ。１分で探してわん。

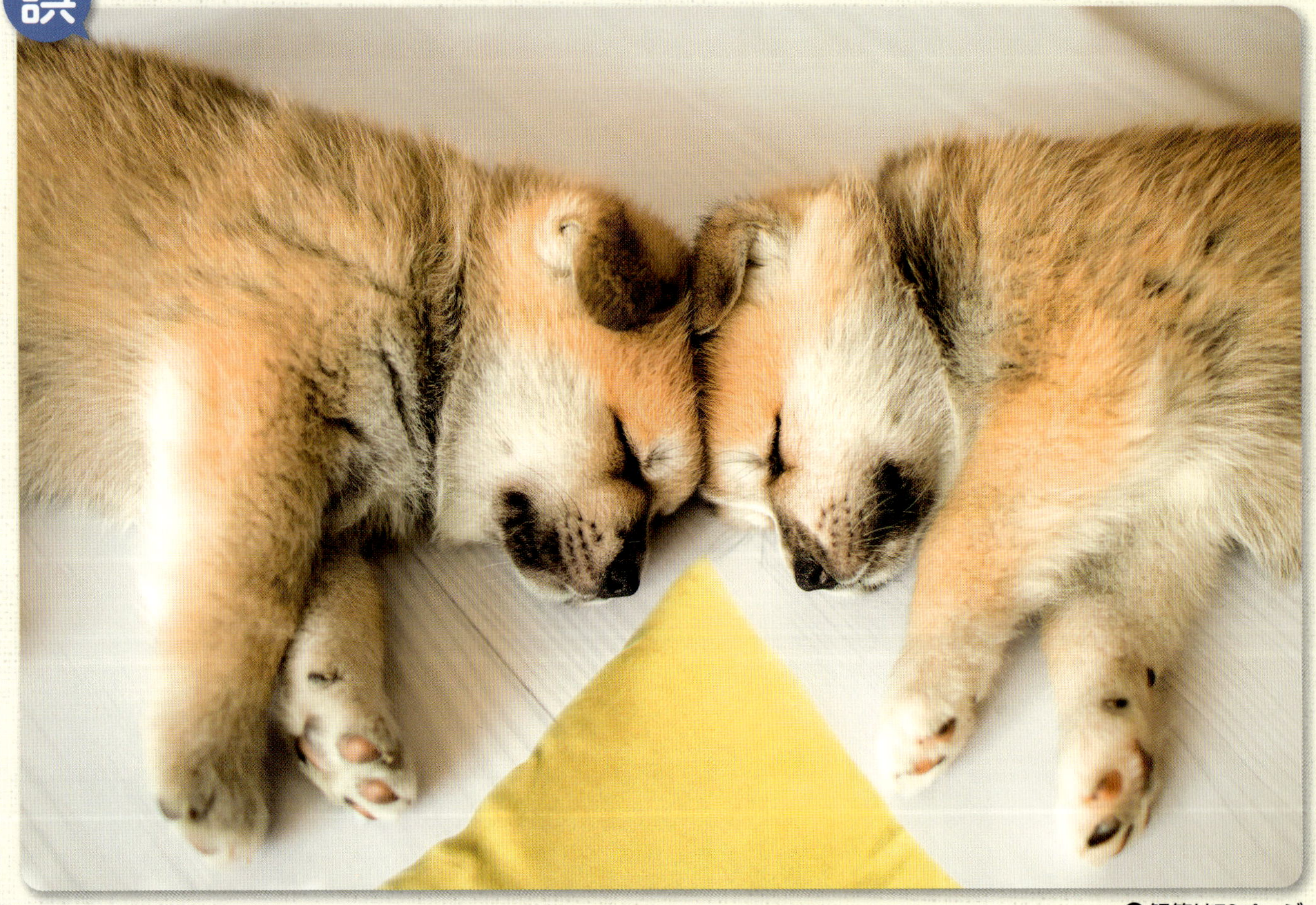

➡解答は70ページ

50 威圧犬

私のいう通りにしなさい

は、はい……

1分で見つけた数	個
全部見つけるまでの時間	分　秒

正

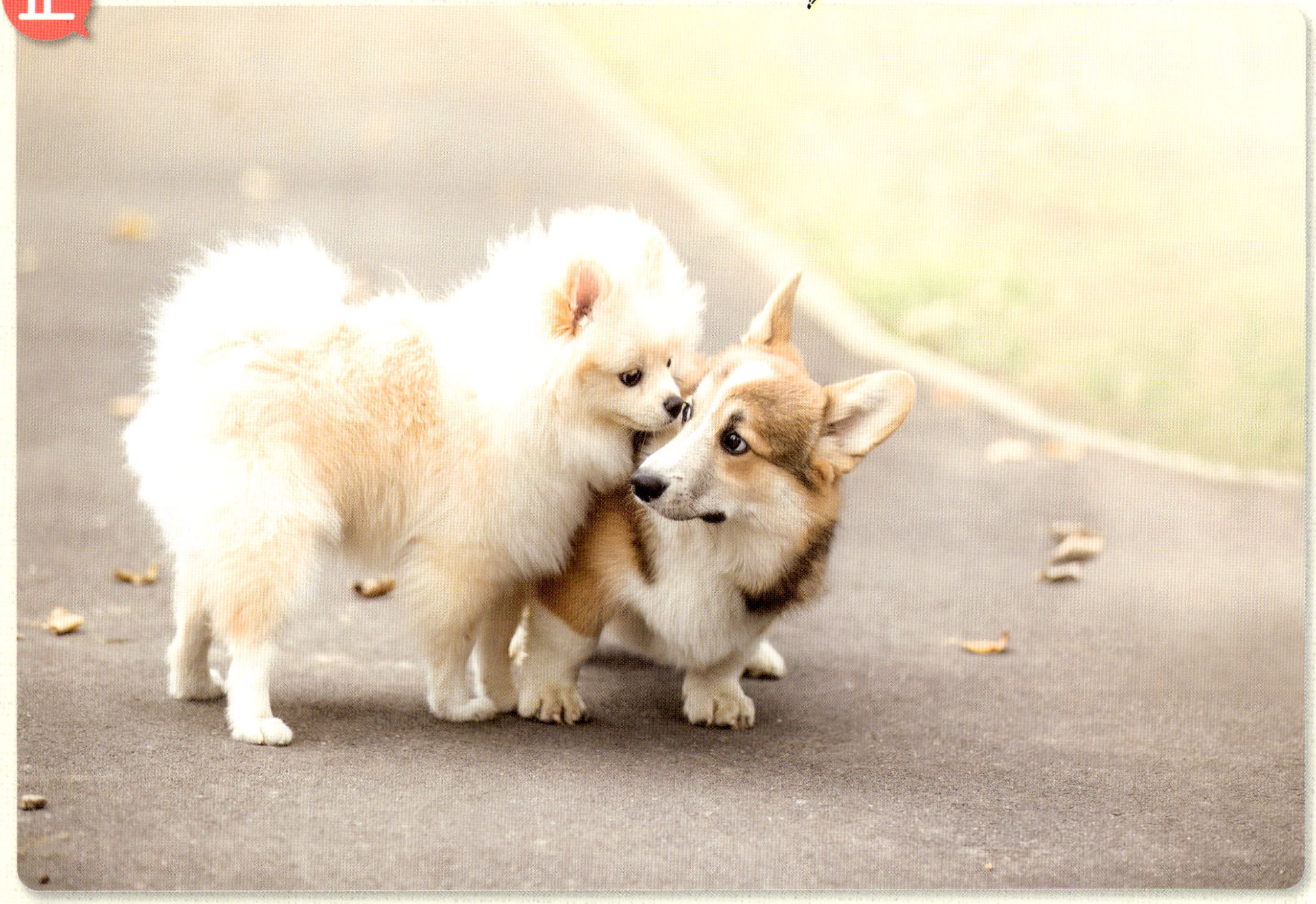

誤

まちがいは5つ。1分で探してわん。

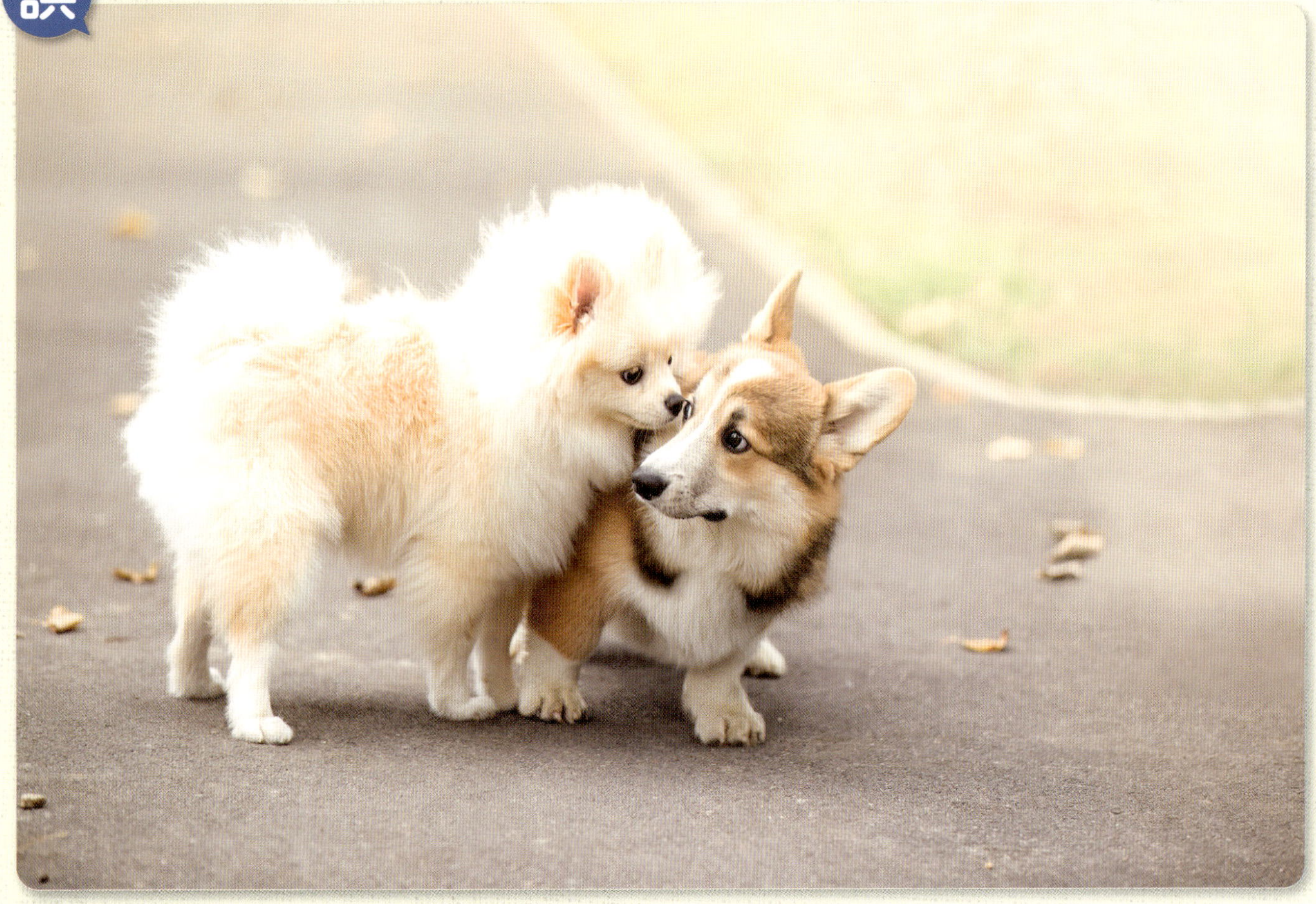

➡解答は70ページ

51 ジョーズごっこ犬

ひゃー、
食べられちゃうー

1分で見つけた数	個
全部見つけるまでの時間	分　秒

正

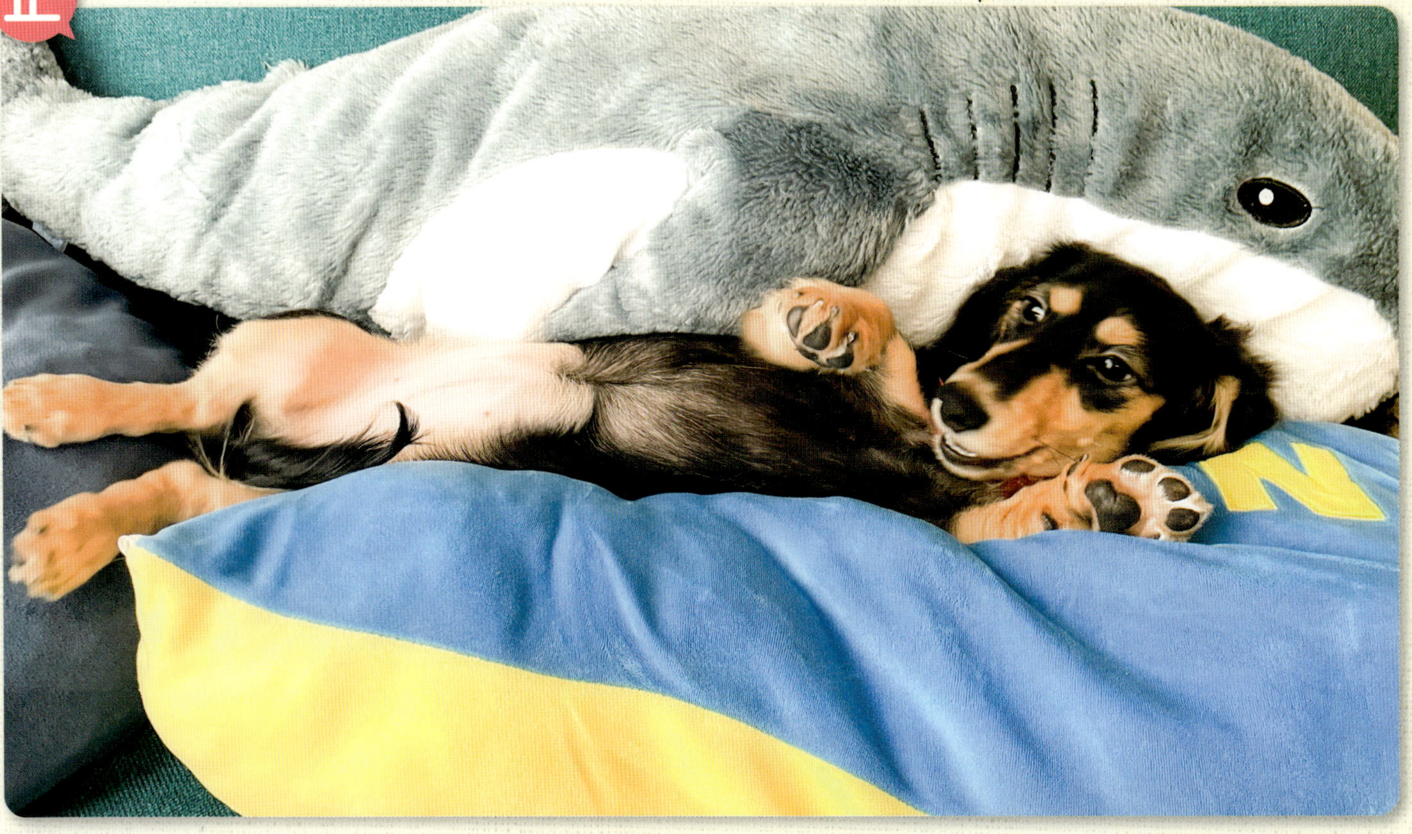

誤　まちがいは5つ。1分で探してわん。

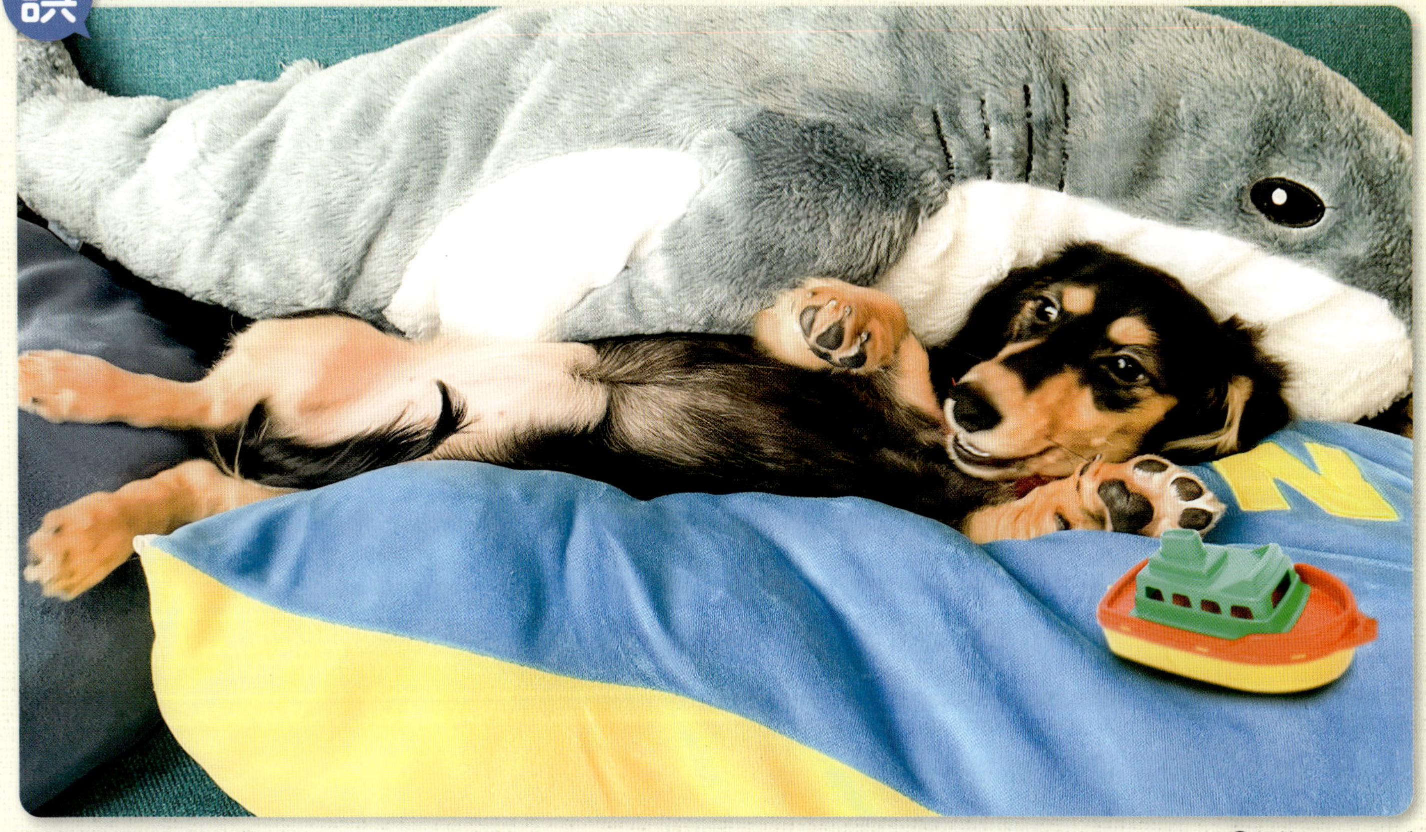

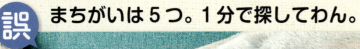

東京都／角村さんちのカルビちゃん

➡解答は70ページ

52 お嫁さん犬

でへへ、お待ちどう、ダーリン

1分で見つけた数	個
全部見つけるまでの時間	分　秒

正

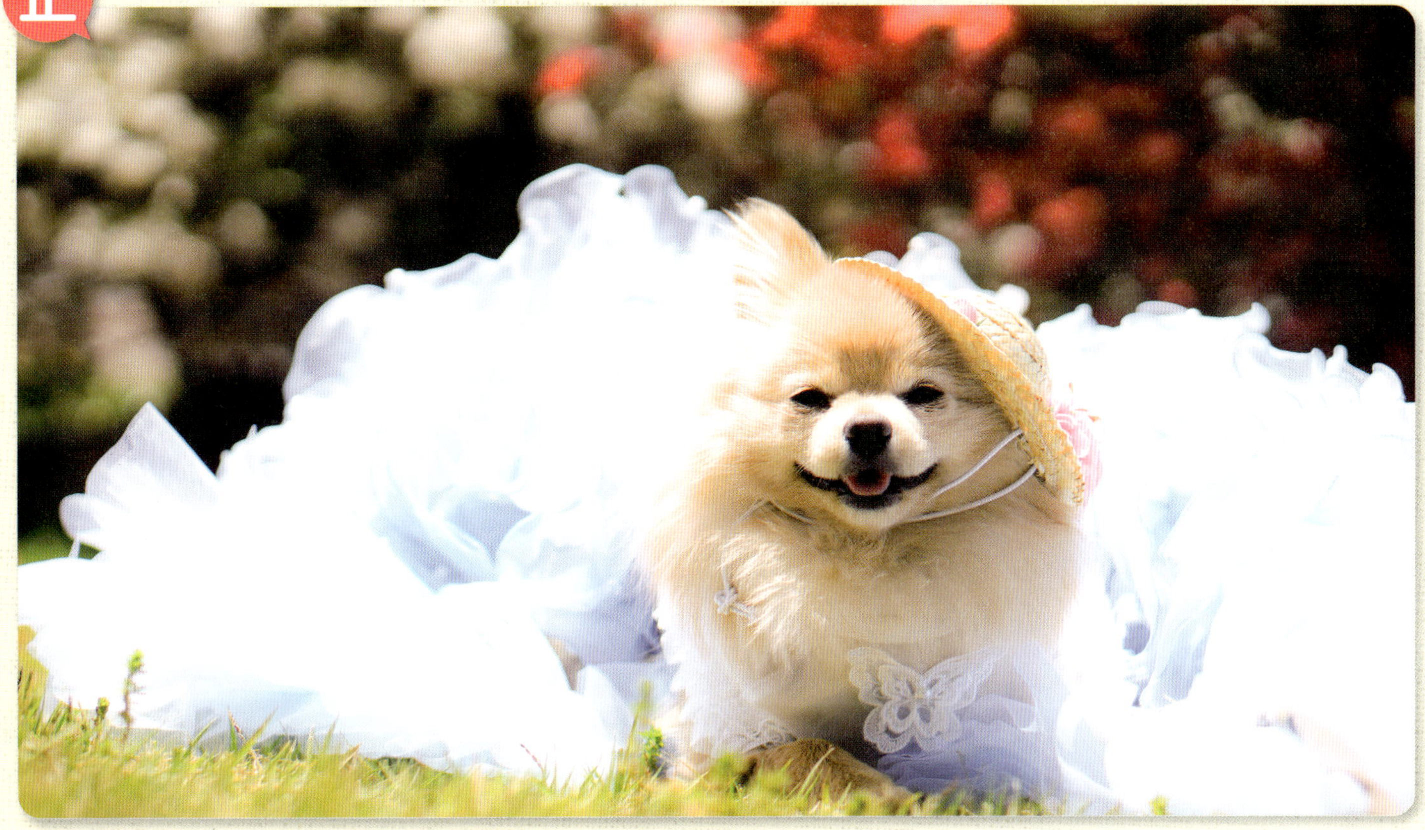

誤

まちがいは５つ。１分で探してわん。

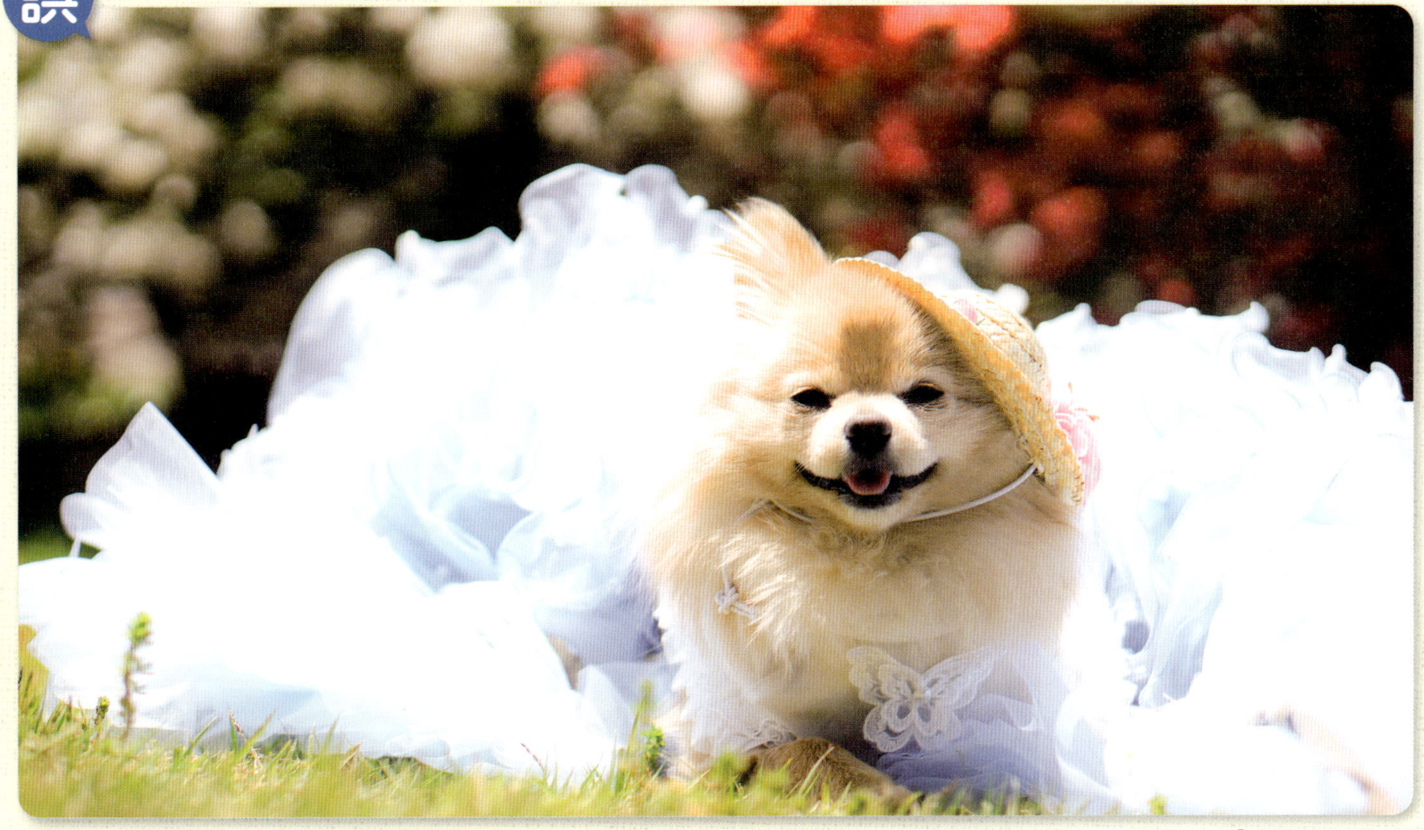

➡解答は70ページ

53 しらばっくれ犬

ボクの
いぬのガムがないっ

1分で見つけた数	個
全部見つけるまでの時間	分　秒

正

はて？

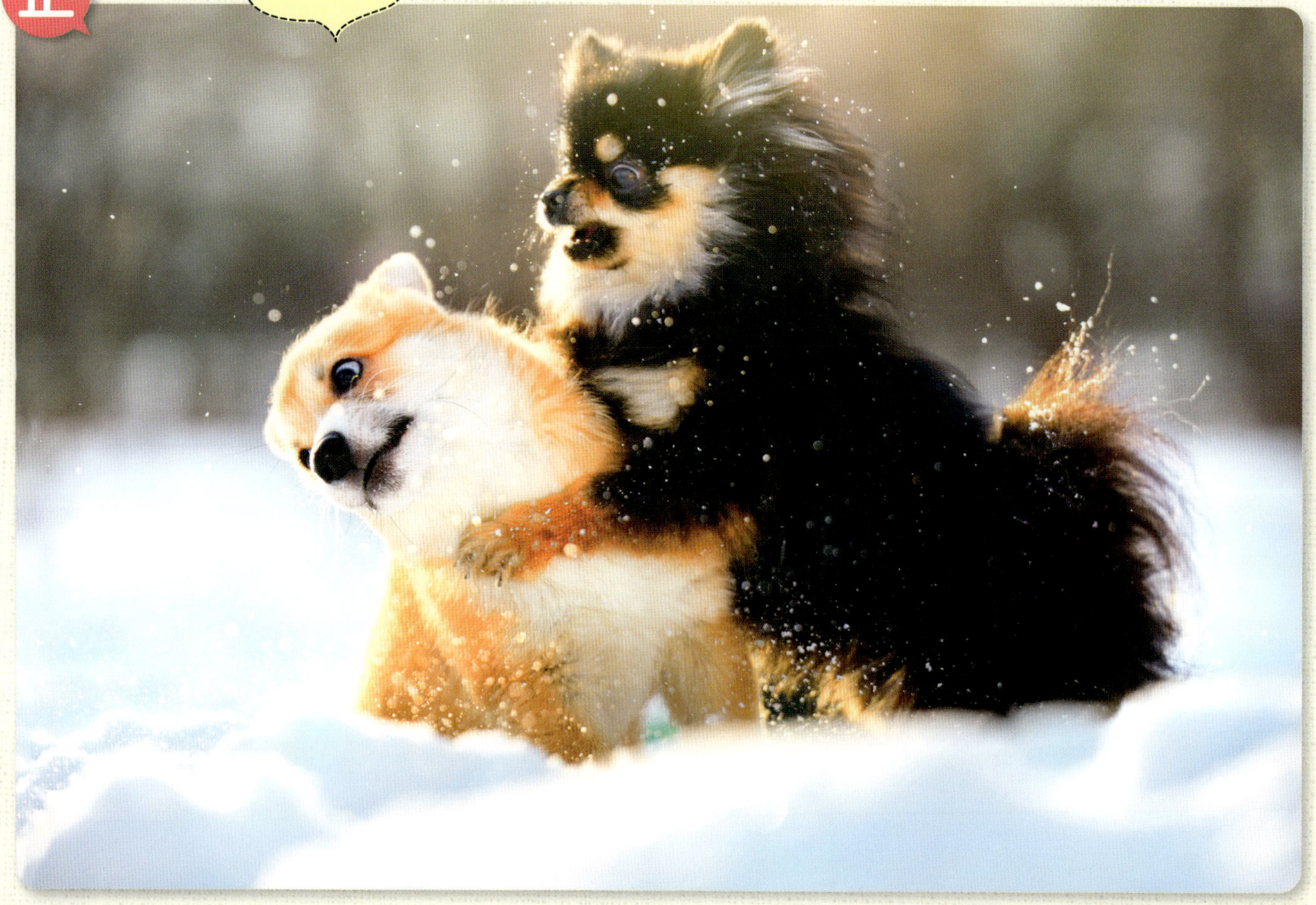

誤

まちがいは5つ。1分で探してわん。

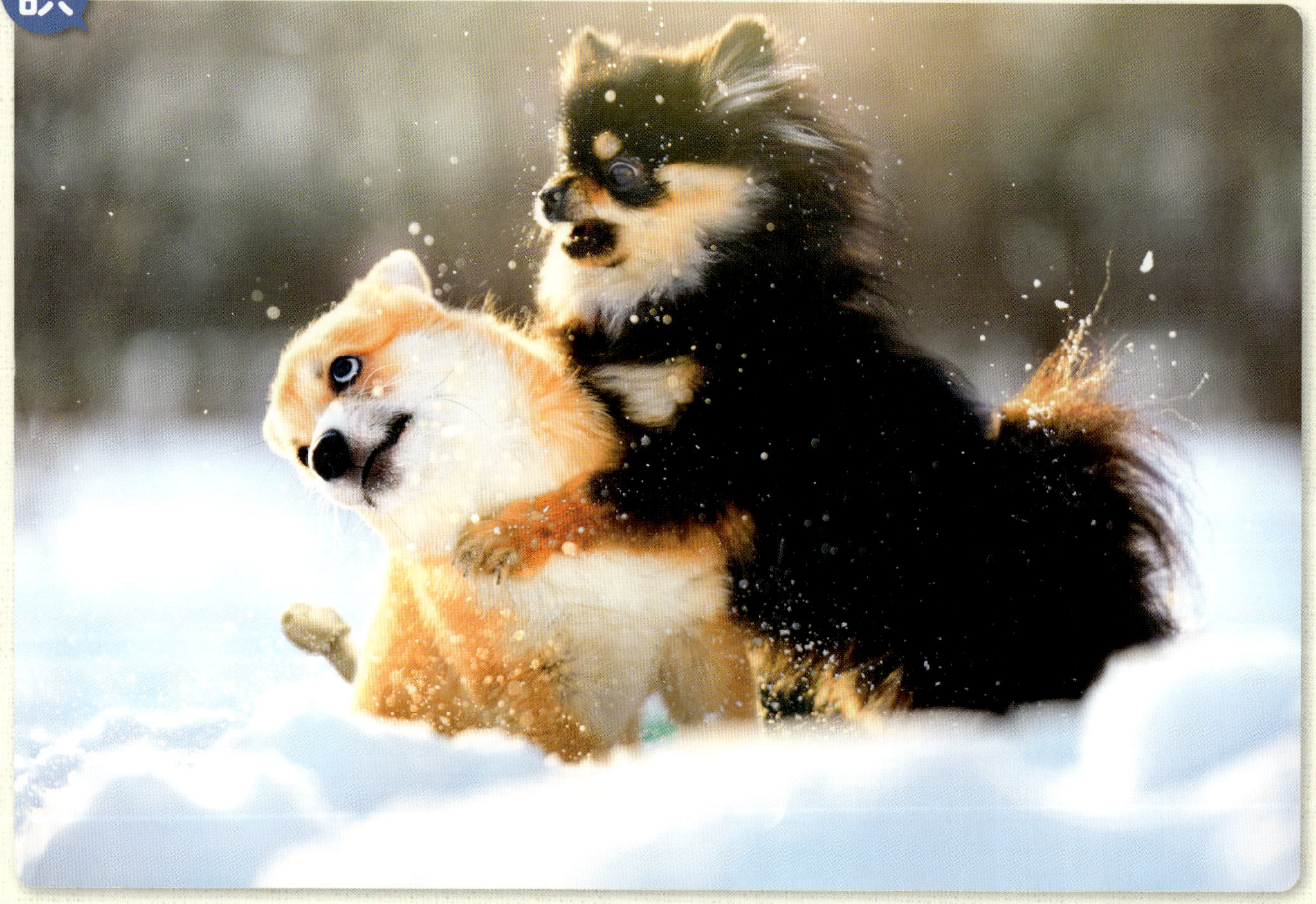

➡解答は70ページ

54 打撃王犬

私にはボールが
止まって見える

1分で見つけた数	個
全部見つけるまでの時間	分　秒

正

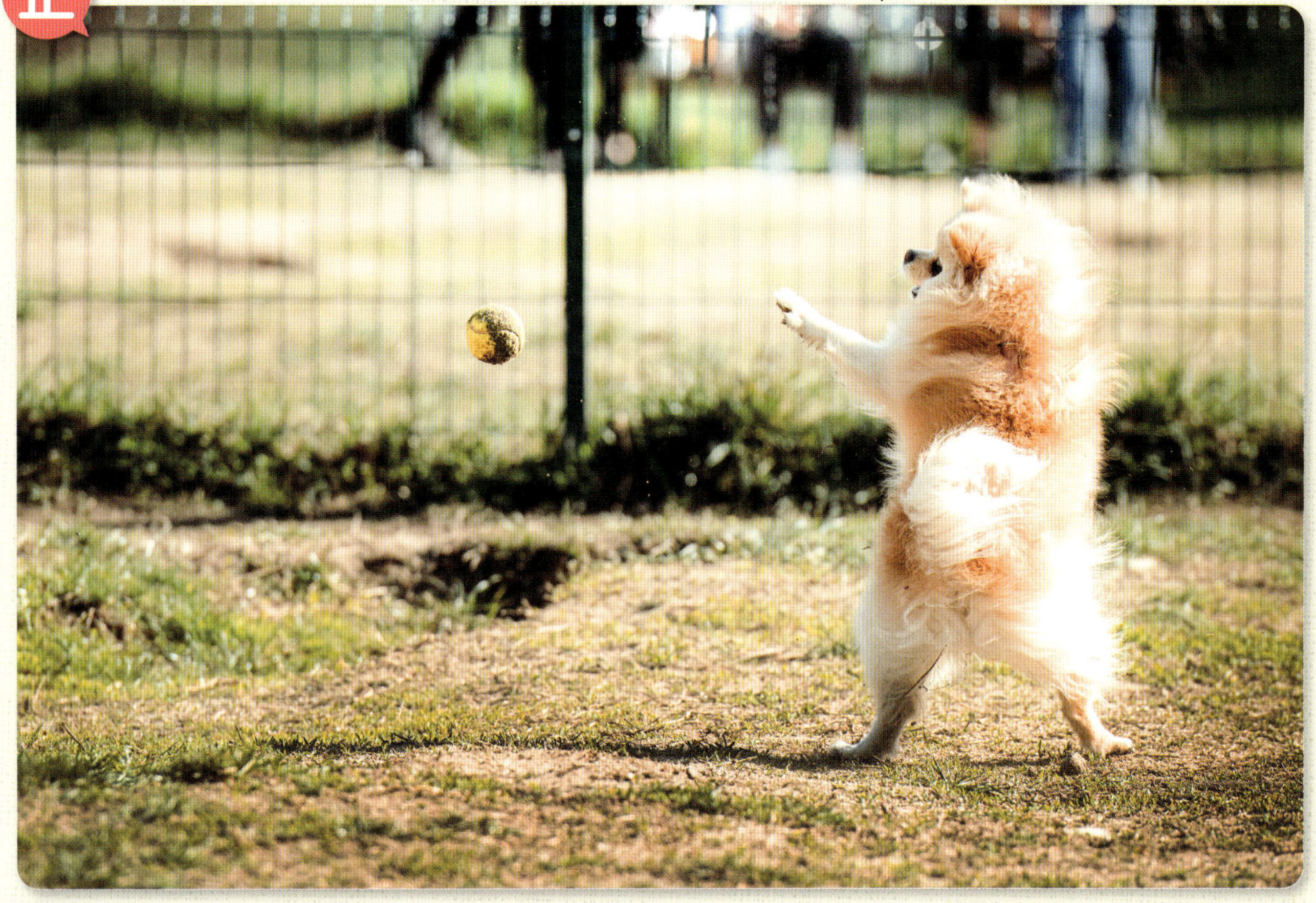

誤

まちがいは5つ。1分で探してわん。

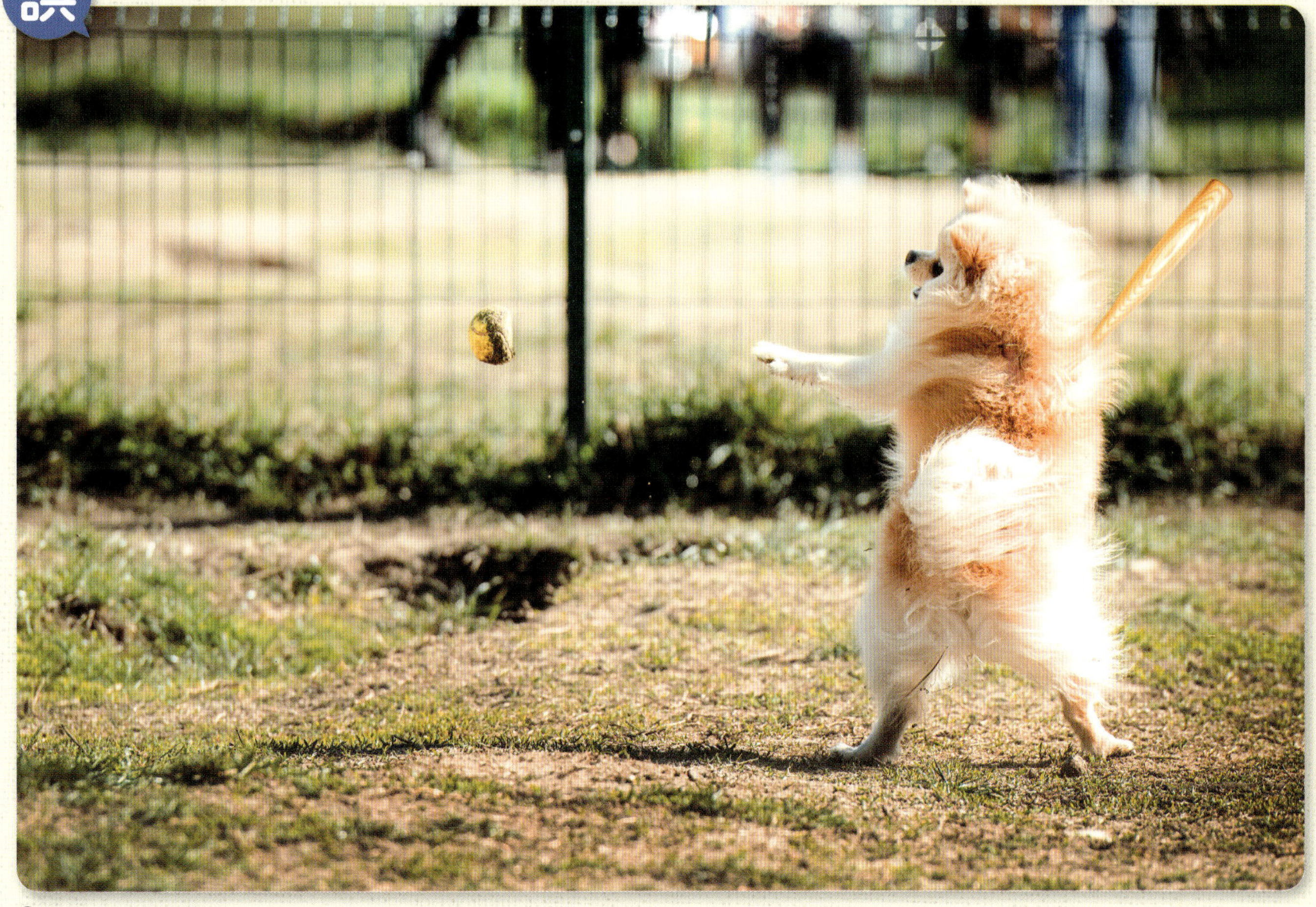

➡解答は71ページ

55 突風犬

うわっ、
浮いたーっ

１分で見つけた数	個
全部見つけるまでの時間	分　秒

正

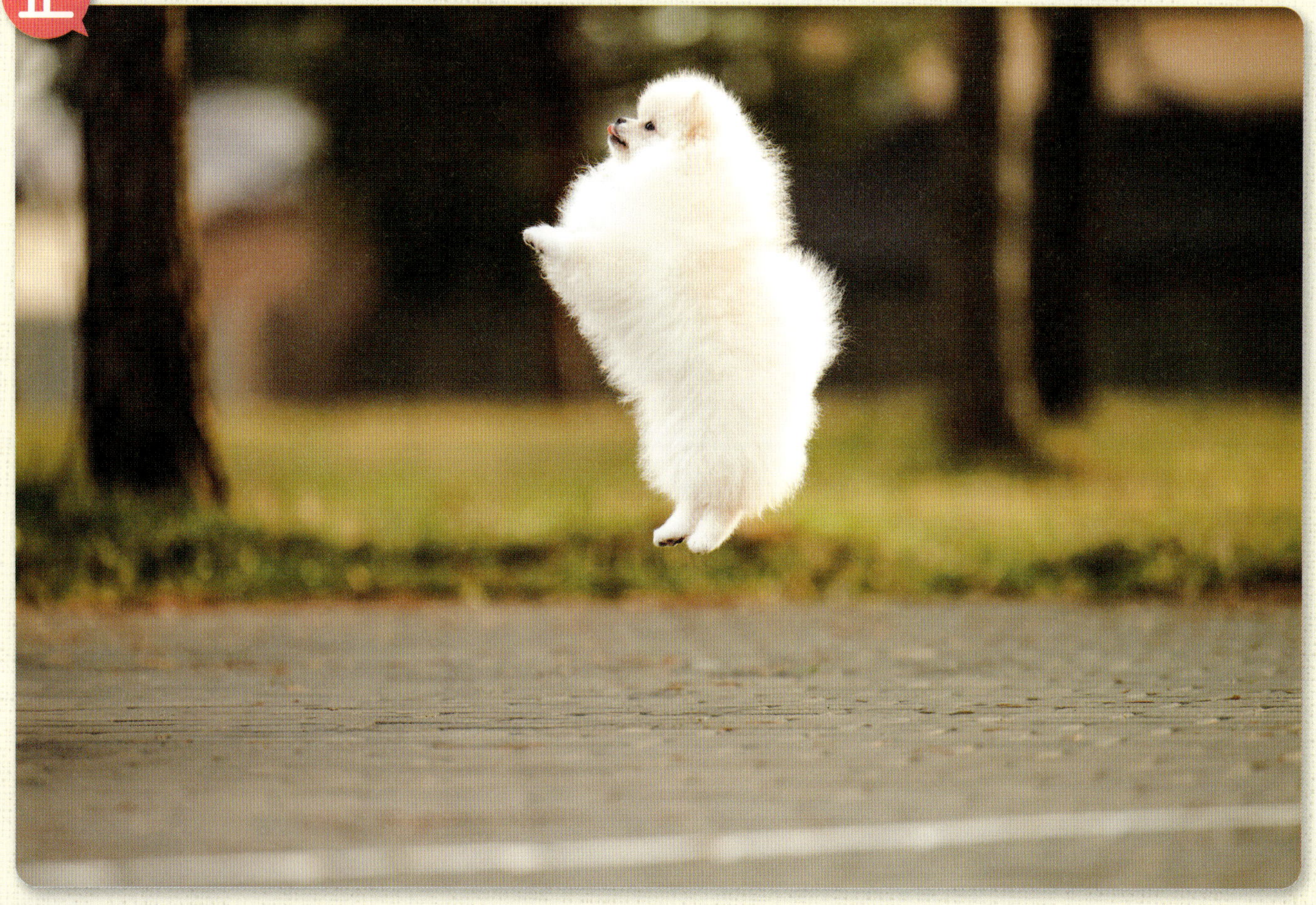

誤

まちがいは５つ。１分で探してわん。

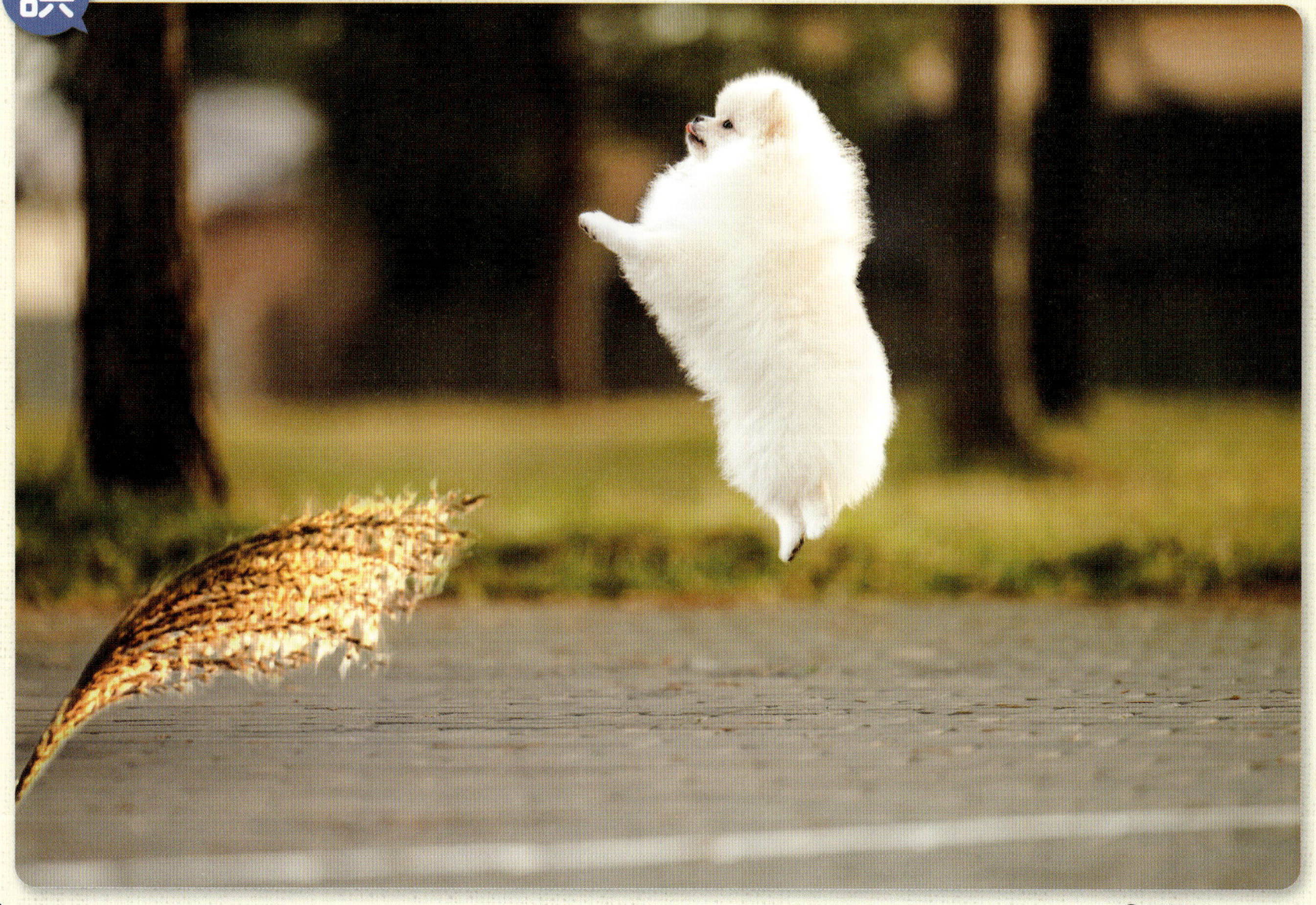

➡解答は71ページ

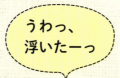

56 画伯犬

うん、こう首をかしげて。
そうそう

1分で見つけた数	個
全部見つけるまでの時間	分　秒

正

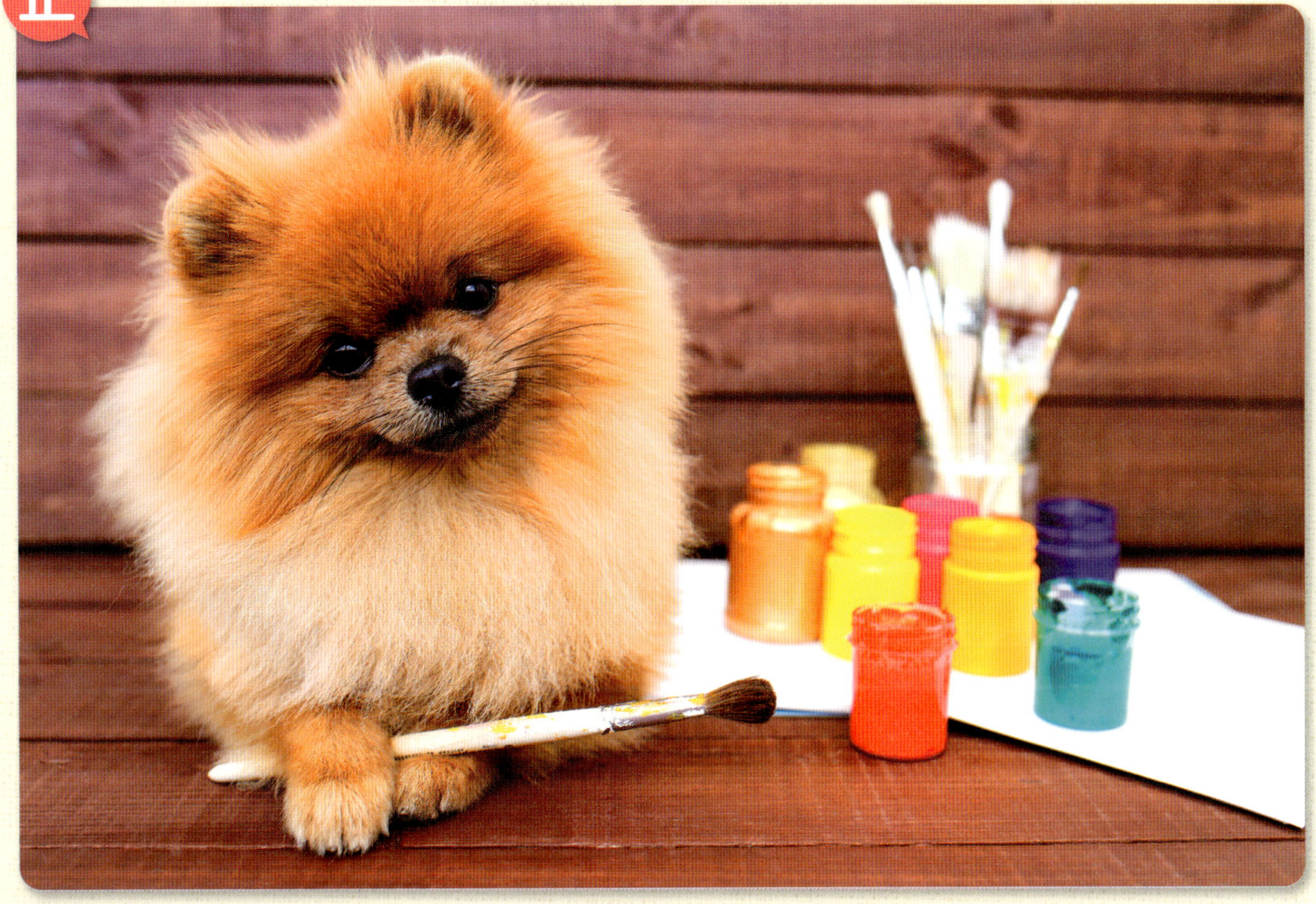

誤

まちがいは5つ。1分で探してわん。

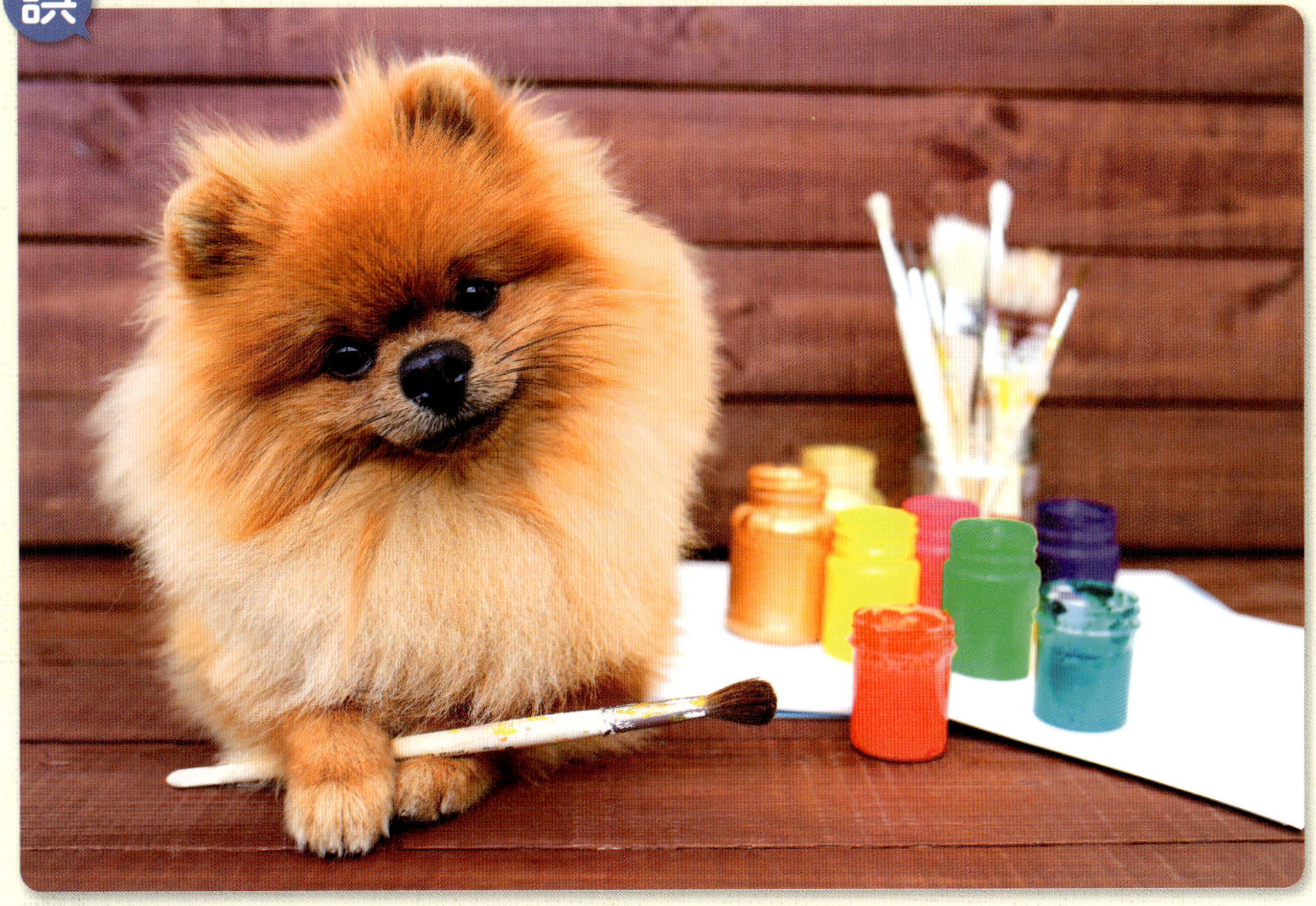

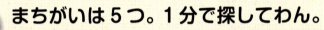

➡解答は71ページ

57 決闘犬

いいか、3歩歩いてから
振り返って撃つんだぞ

1分で見つけた数	個
全部見つけるまでの時間	分　秒

正

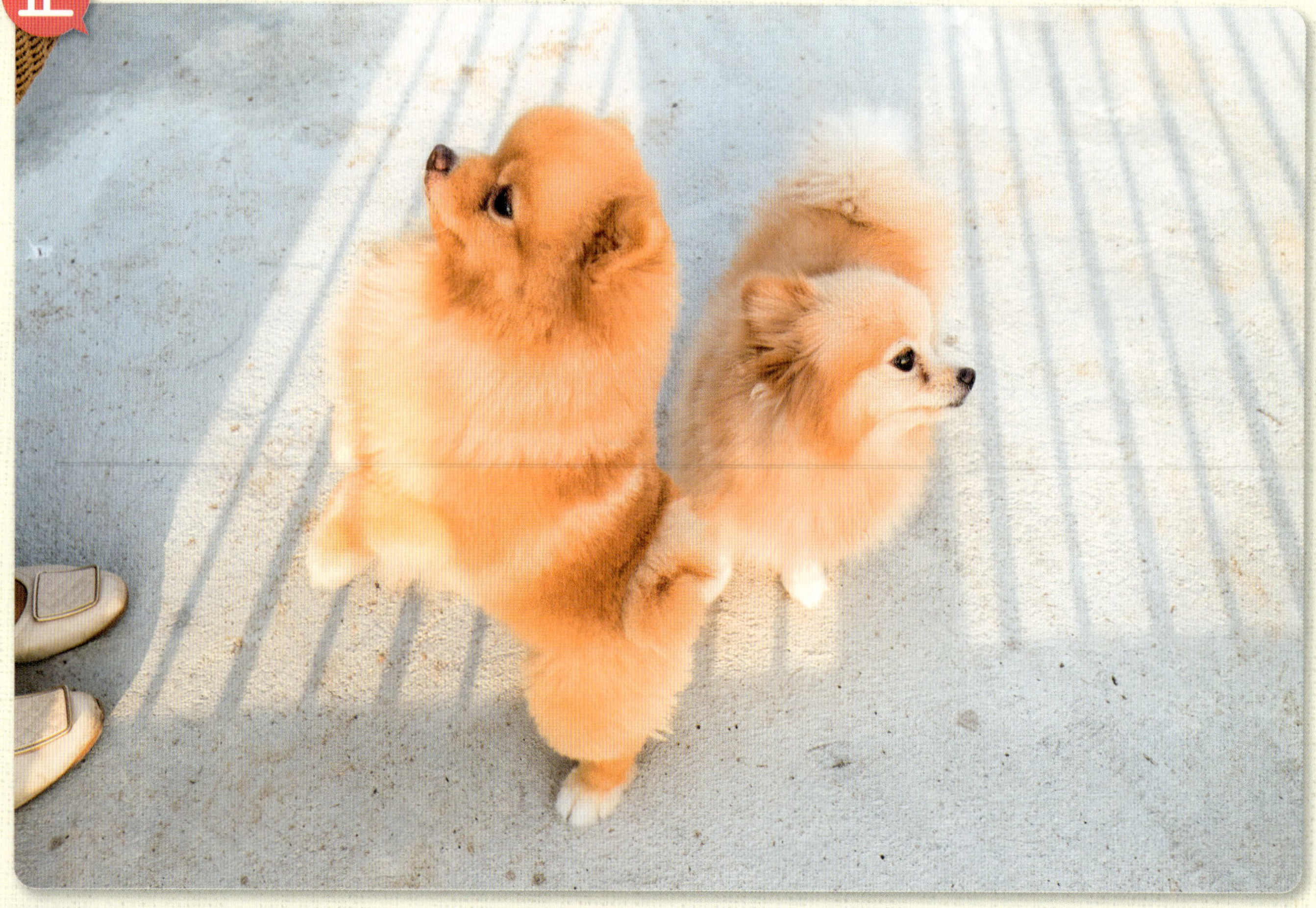

誤

まちがいは5つ。1分で探してわん。

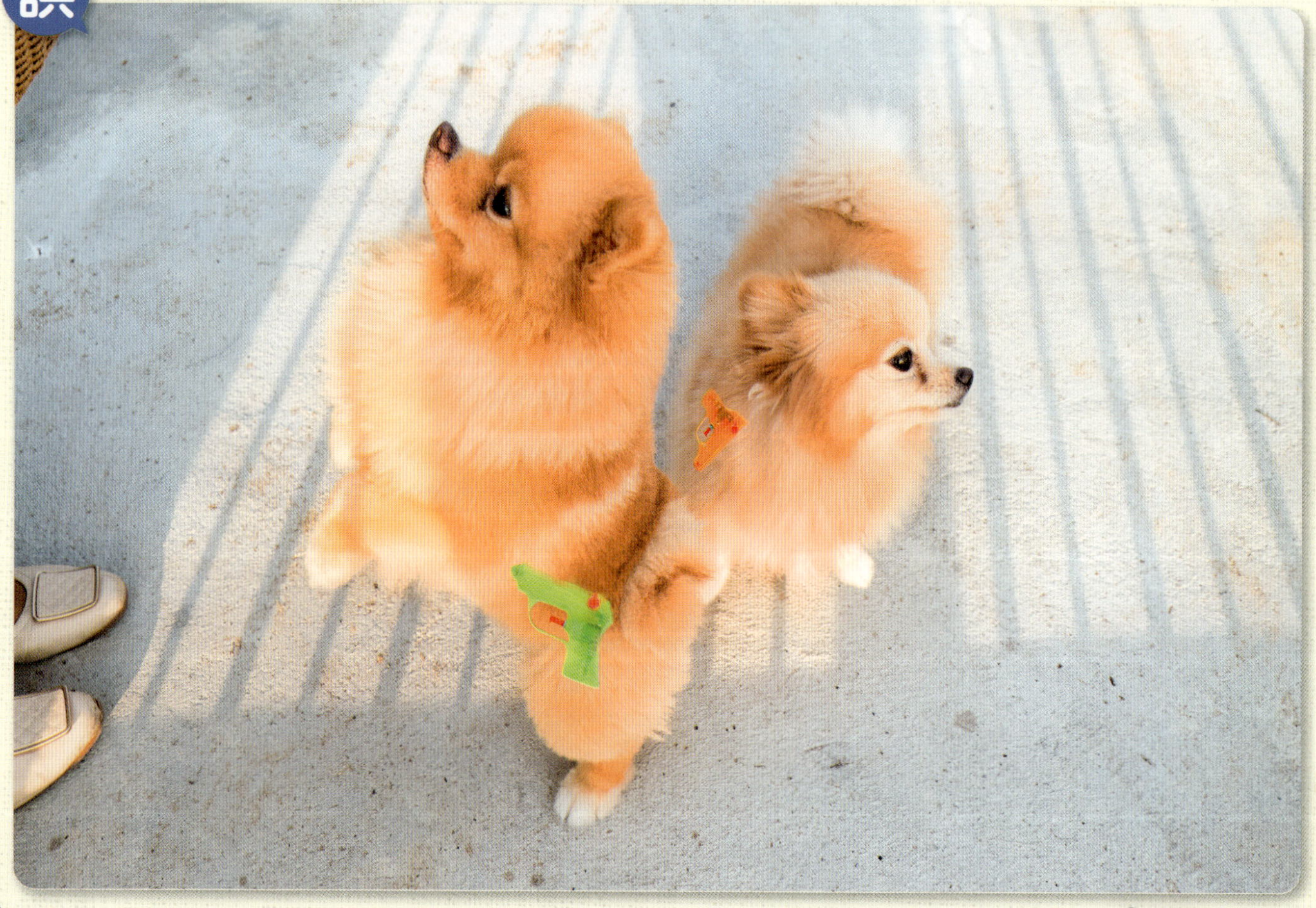

➡解答は71ページ

58 怪獣ごっこ犬

この光線を
受けてみろっ、
びびびっ

1分で見つけた数	個
全部見つけるまでの時間	分　秒

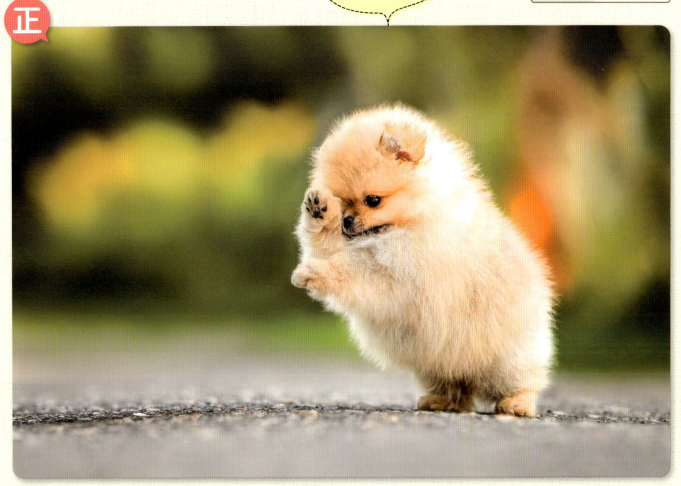

正

誤

まちがいは５つ。１分で探してわん。

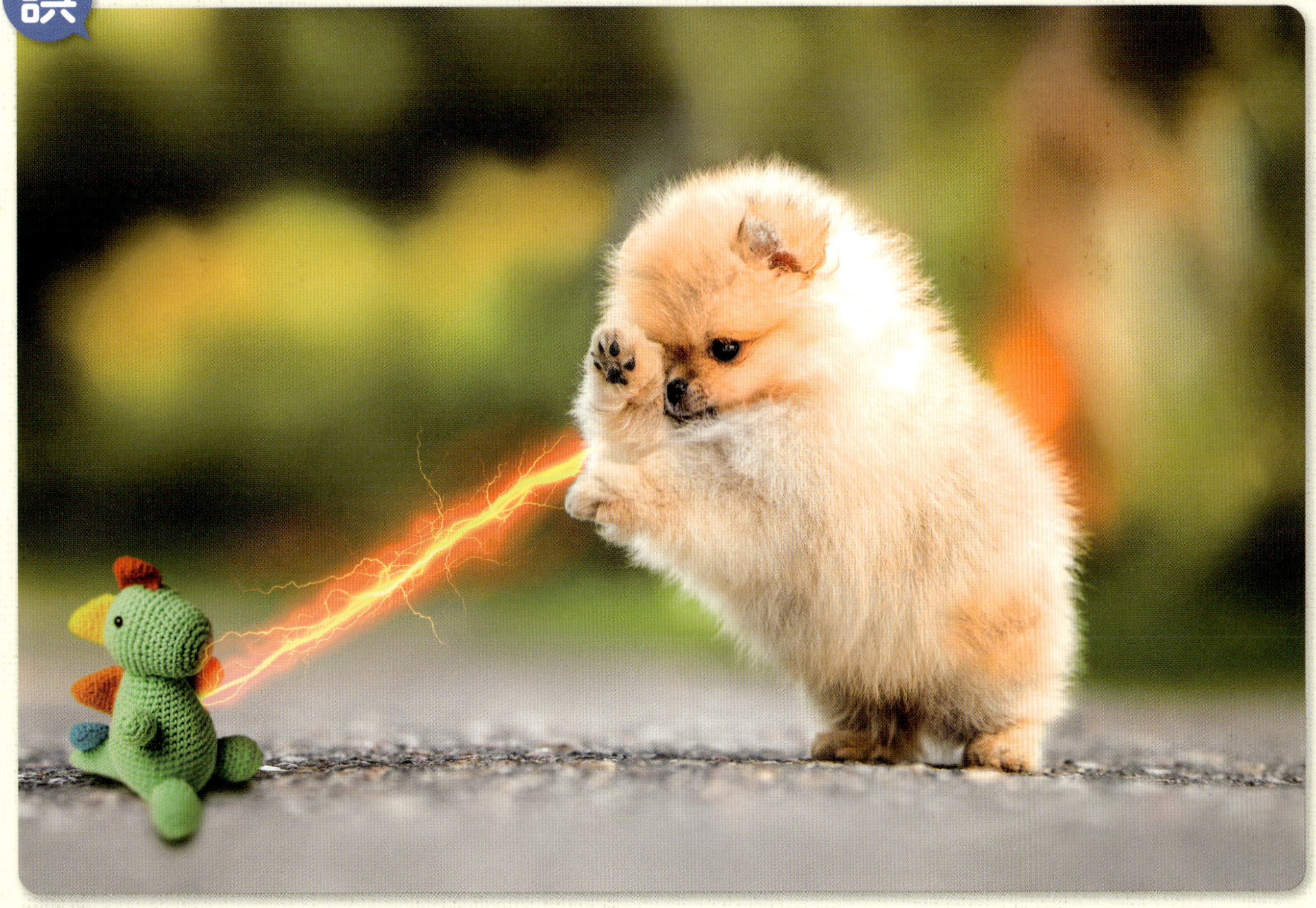

➡解答は71ページ

59 占いの館犬

ああ、恋のお悩みね。
どうぞ中へ……

1分で見つけた数	個
全部見つけるまでの時間	分　秒

正

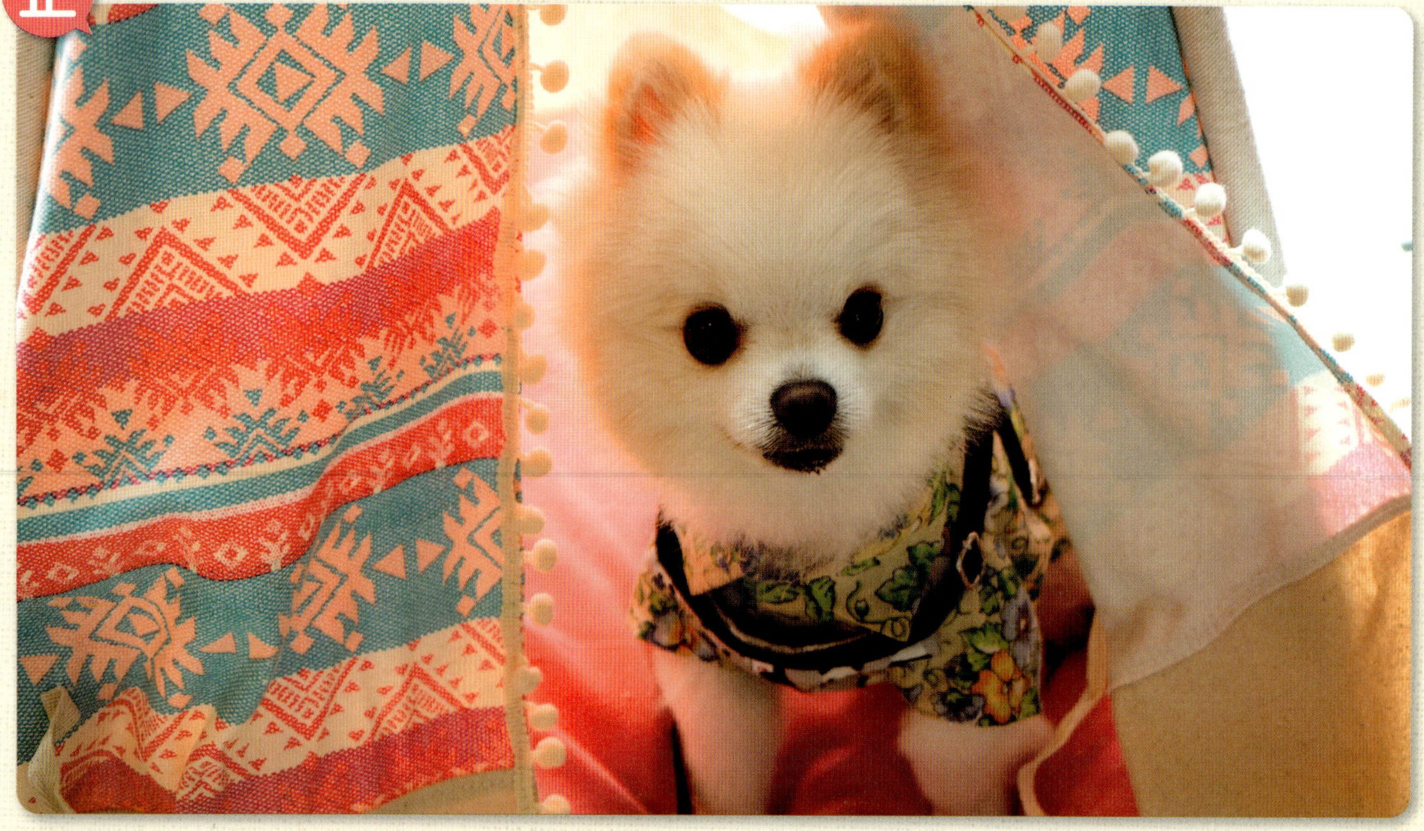

誤　まちがいは５つ。１分で探してわん。

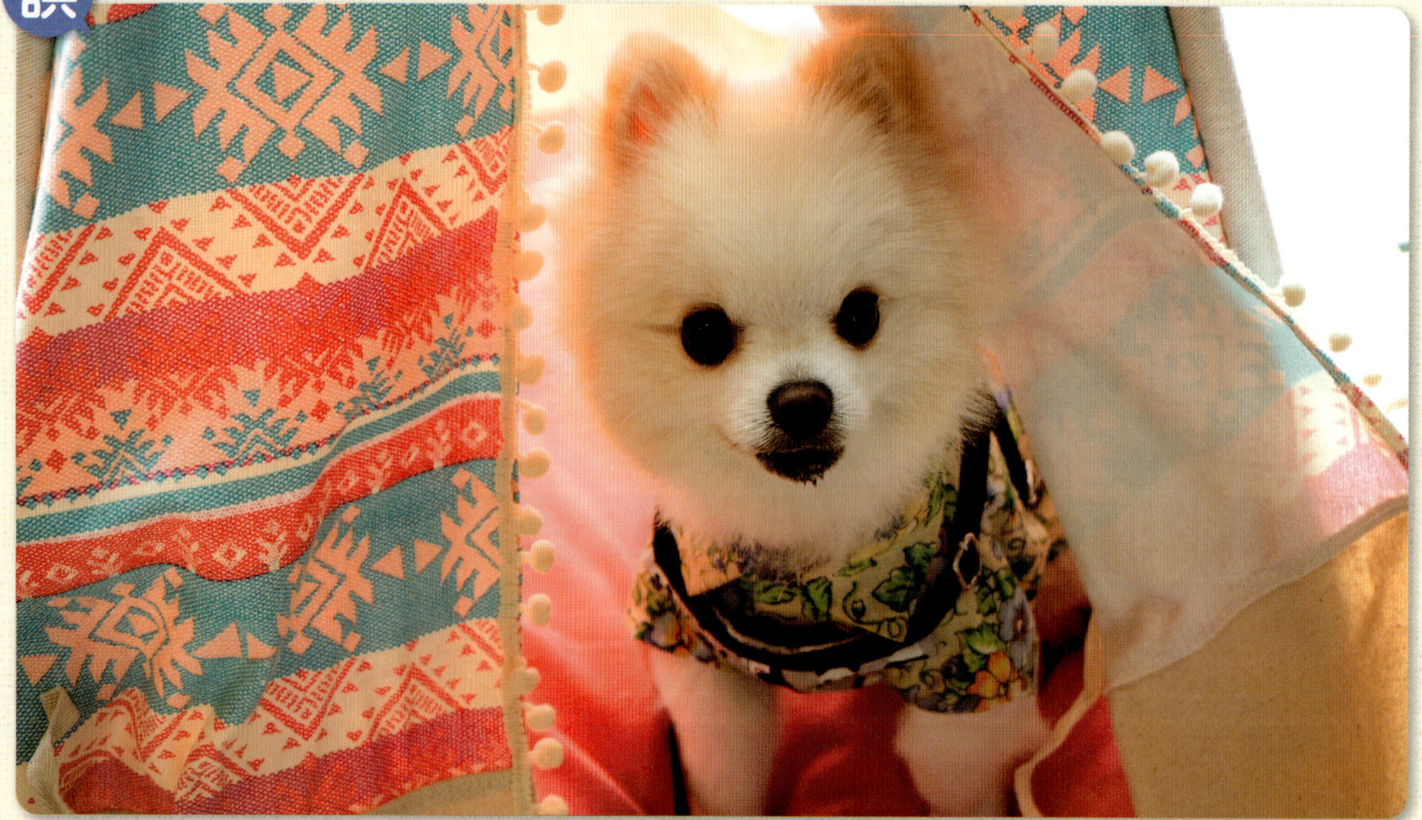

東京都／角村さんちのカルビちゃん

➡解答は71ページ

60 必死犬

もう会社なんか
２度と行かないでーっ

1分で見つけた数	個
全部見つけるまでの時間	分　秒

正

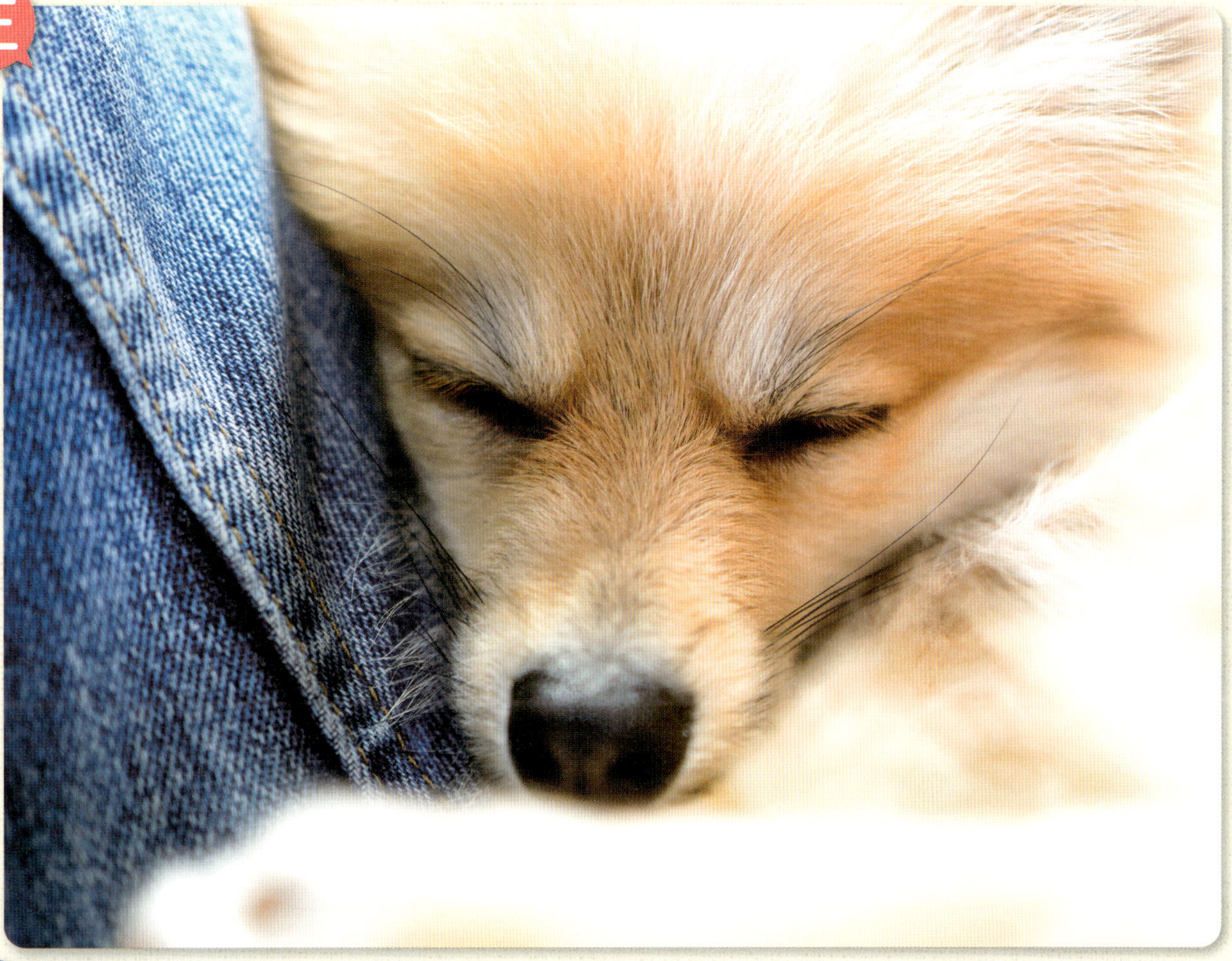

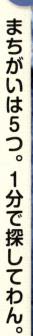

誤

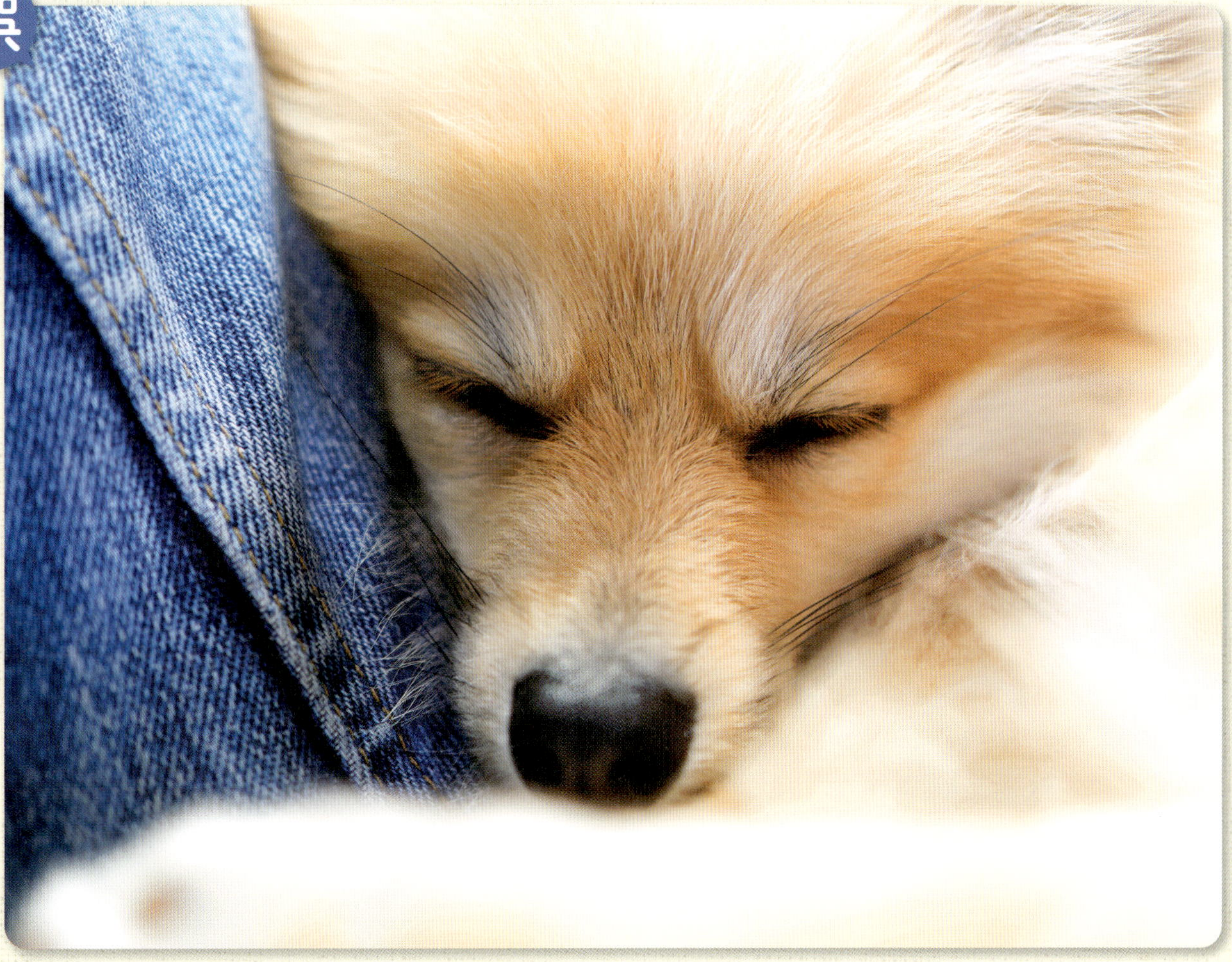

まちがいは5つ。1分で探してわん。

➡解答は71ページ

解答

※印刷による汚れ・カスレなどはまちがいに含まれません。

本書のまちがいさがしのやり方 **人事採用犬**（P4）

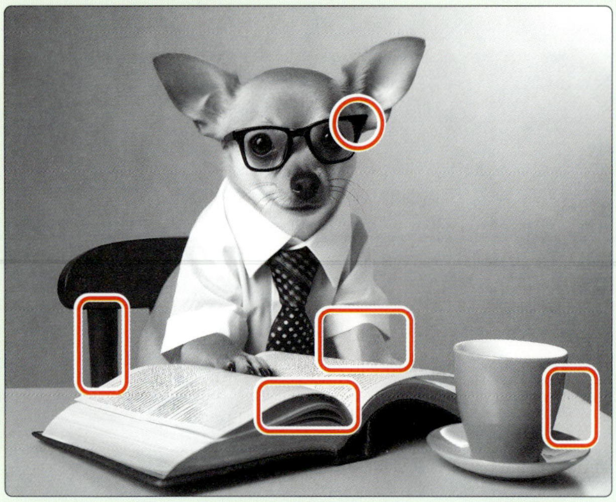

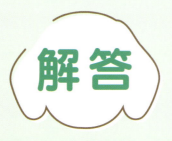

❶近い犬（P5）

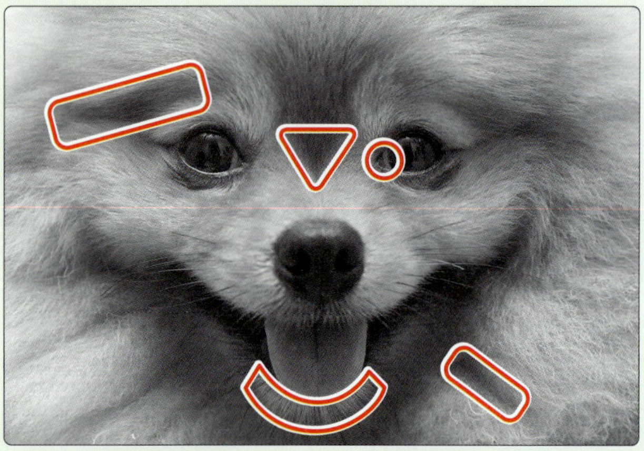

❷お花屋さん犬（P6）

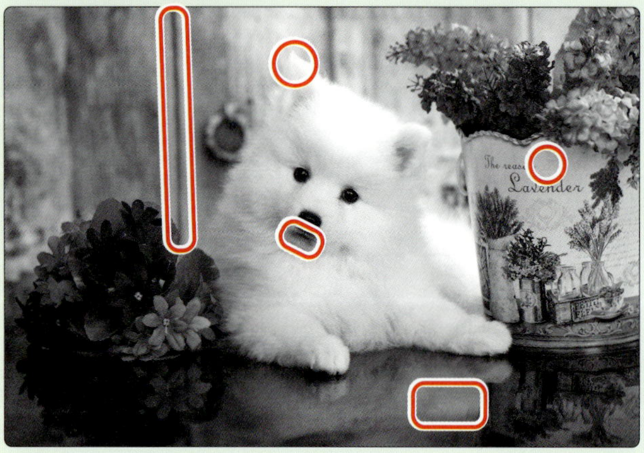

❸防災訓練犬（P7）

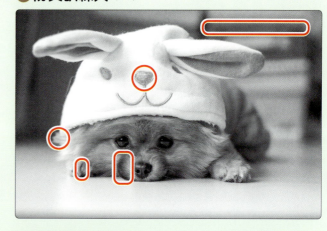

❹3時過ぎ犬（P8）

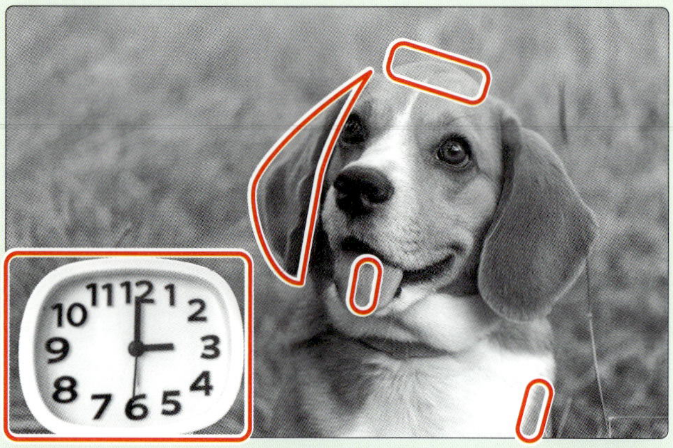

❺寝落ち犬（P9）

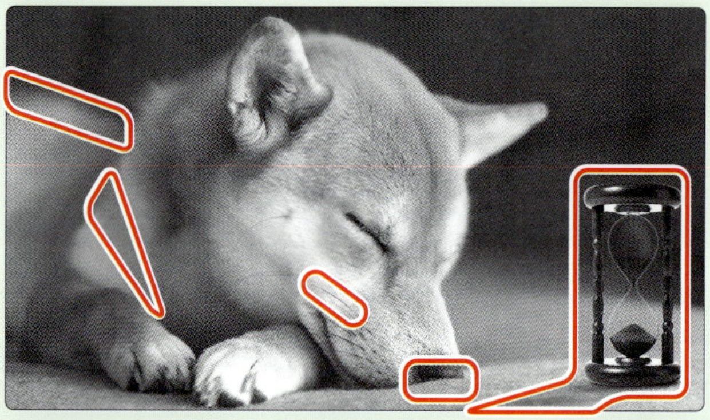

❻手芸のじゃま犬（P10）

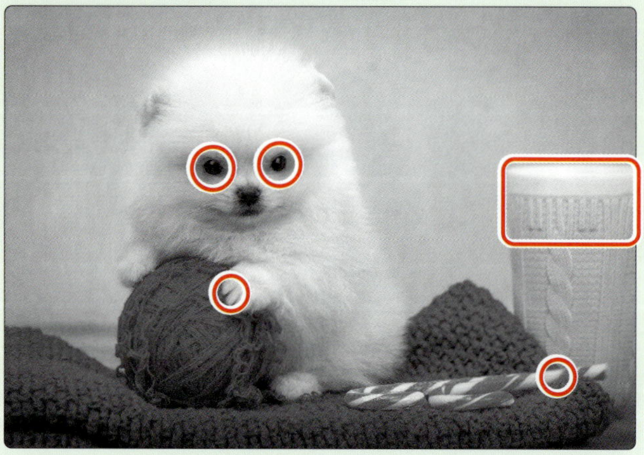

⑦裸芸大ウケ犬（P11）

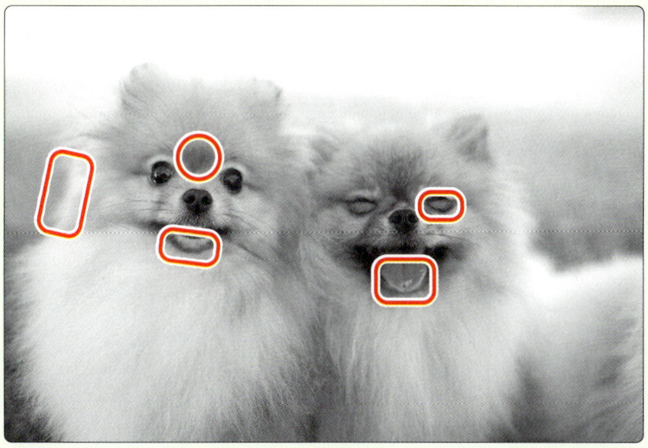

⑧野球観戦犬（P12）

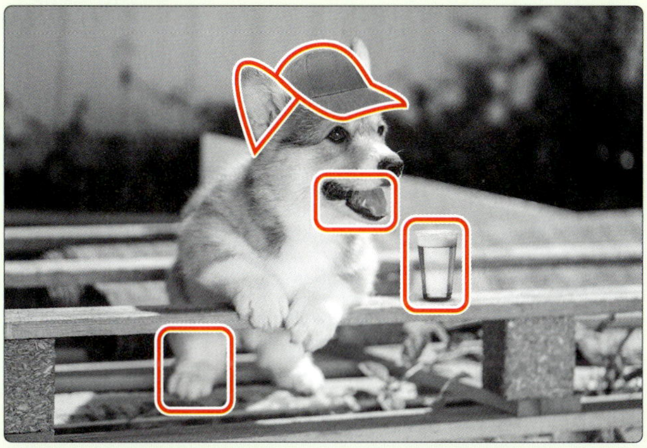

⑨物まね犬（P13）

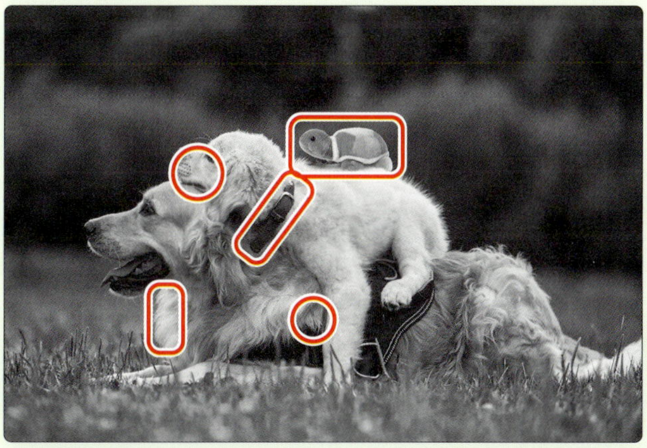

⑩お散歩こだわり犬（P14）

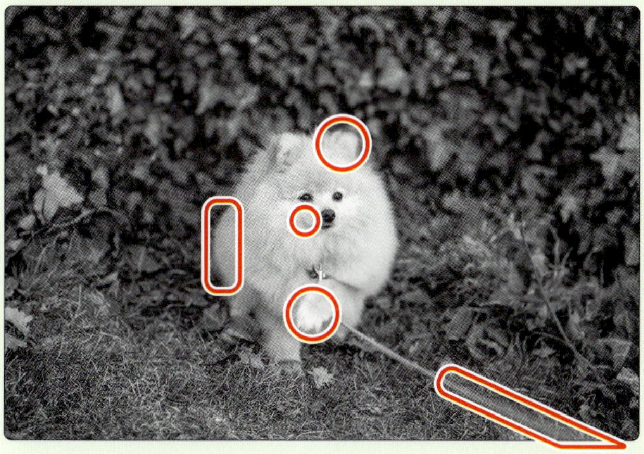

⑪名医犬（P15）

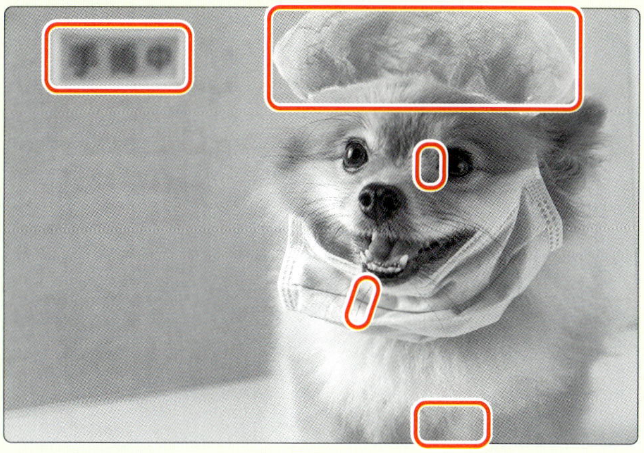

⑫言い訳犬（P16）

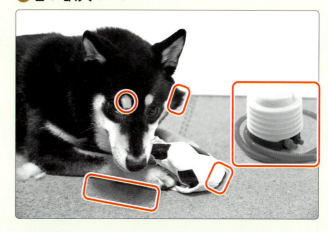

⑬寝言犬（P17）

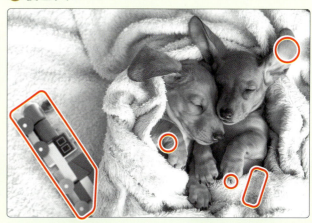

⑭お散歩終了犬（P18）

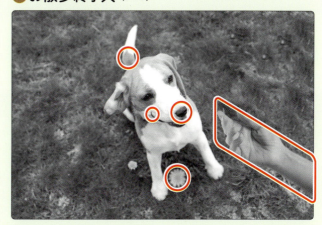

⑮やめなよ犬（P19）

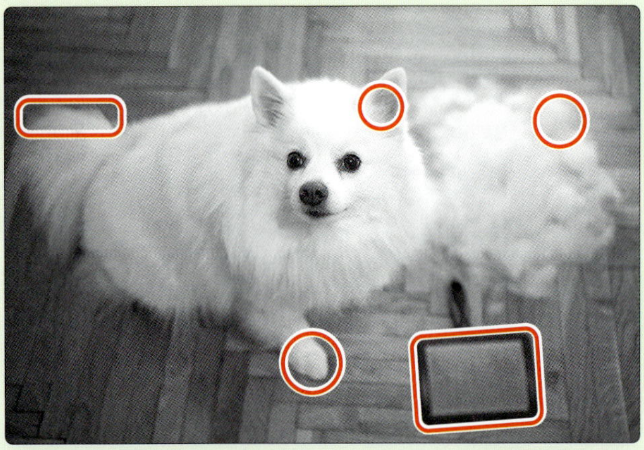

⑯大ラッキー犬（P20）

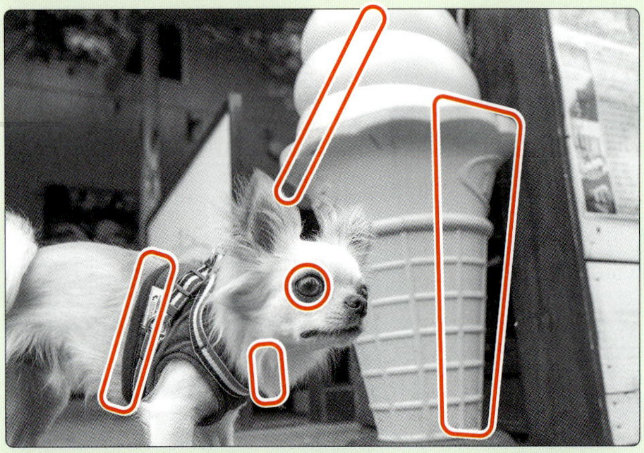

⑰理論派犬（P21）

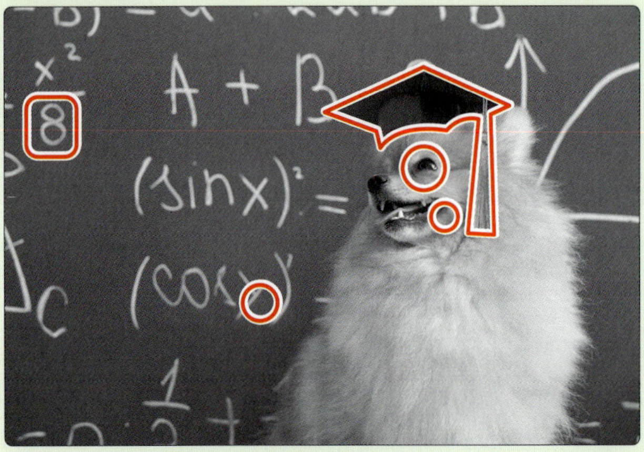

⑱エアフリスビー犬（P22）

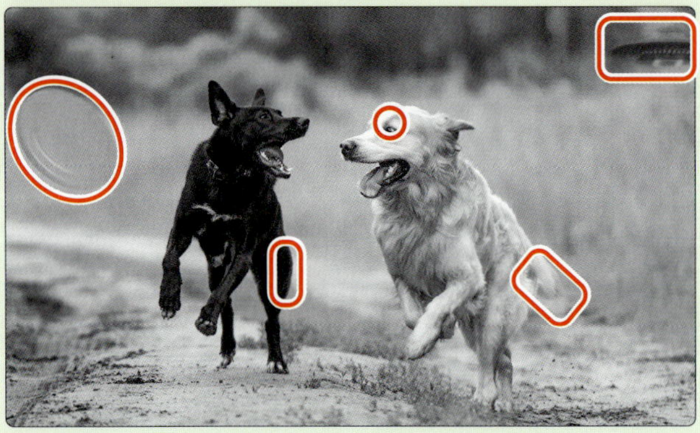

⑲美容サロン犬（P23）

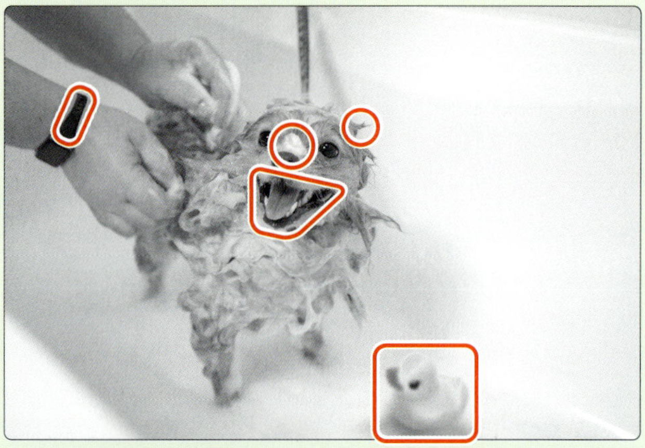

⑳円盤投げ審判犬（P24）

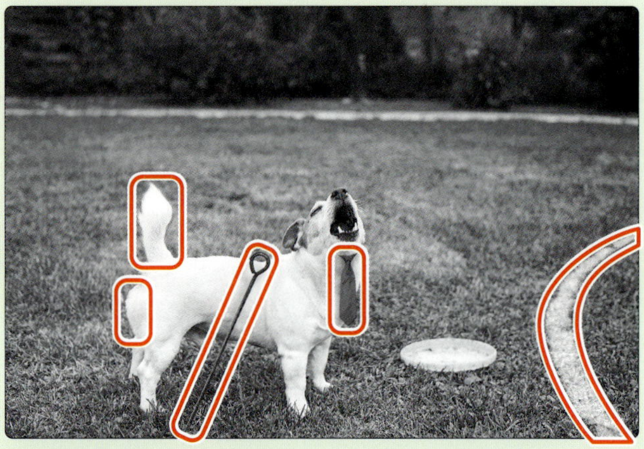

㉑トランプ犬（P25）

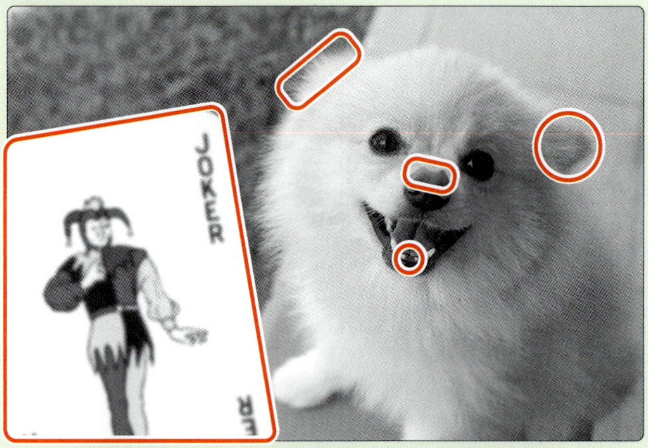

㉒もじもじ犬（P26）

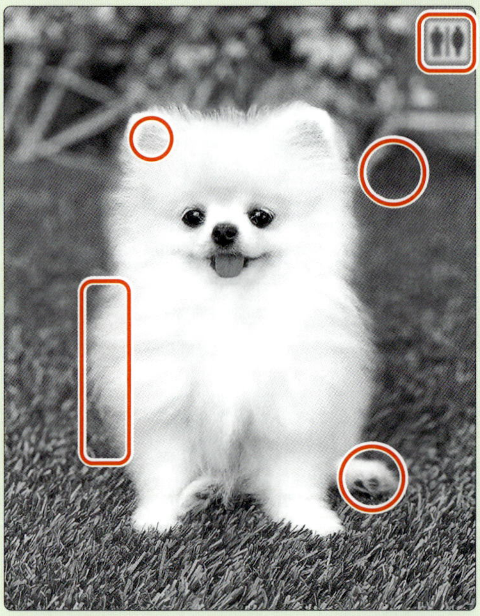

㉓快傑！赤マント犬（P27）

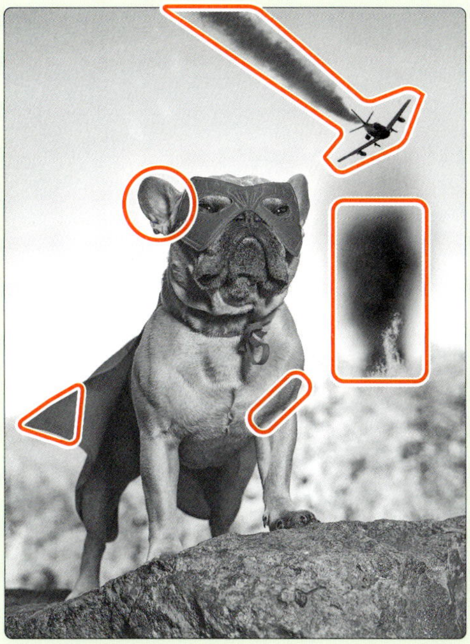

㉔期待犬（P28）

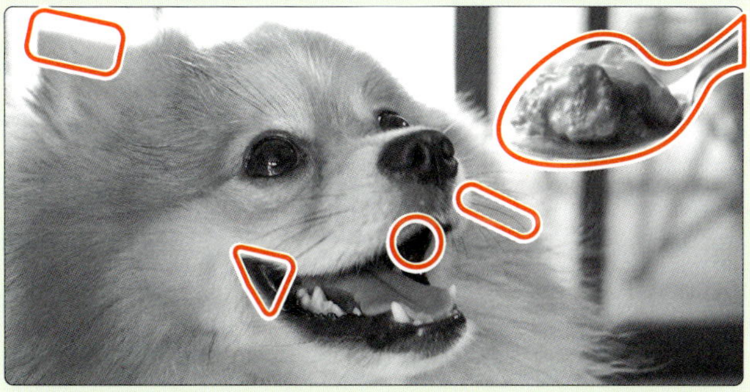

㉕シャボン玉犬（P29）

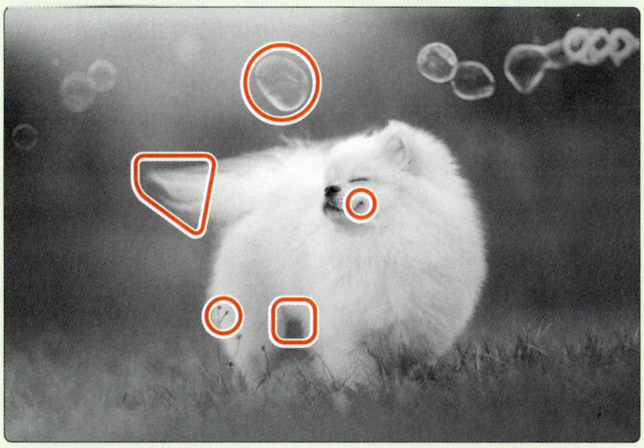

㉖診察台犬（P30）

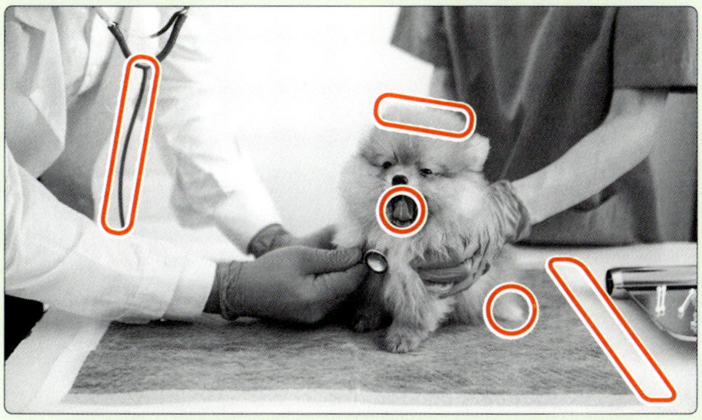

㉗コーラスグループ犬（P31）

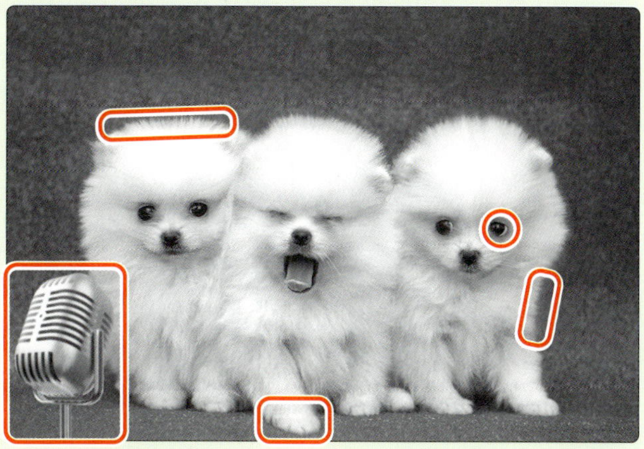

㉘大道芸犬（P32）

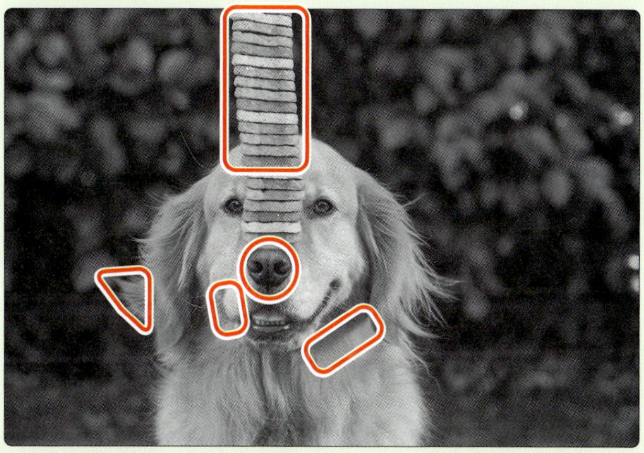

㉙スイカ割り犬（P33）

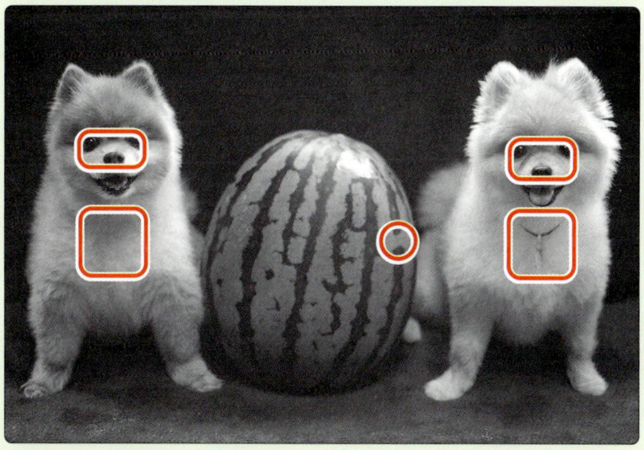

㉚馬犬（P34）

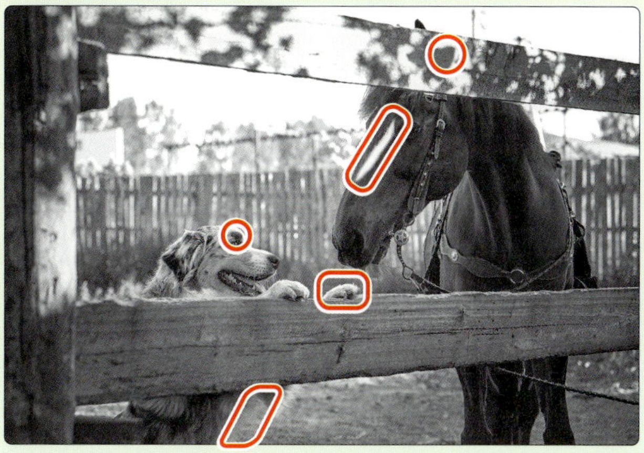

㉛逆走犬（P35）

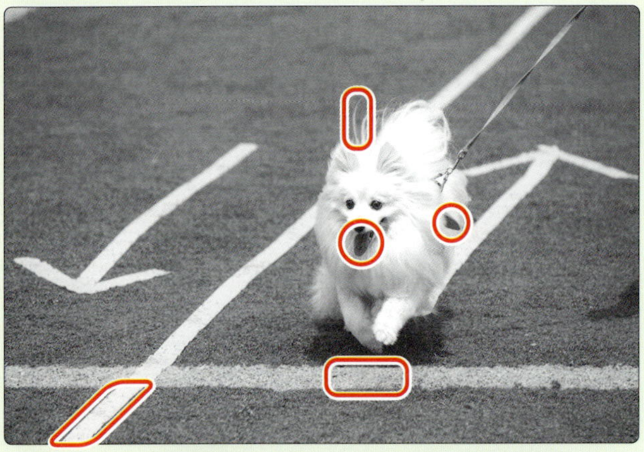

㉜お散歩ペアルック犬（P36）

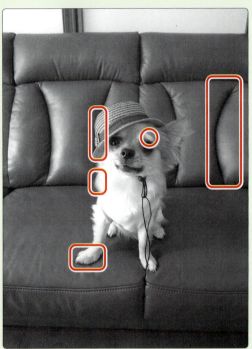

㉝狙われてる犬（P37）

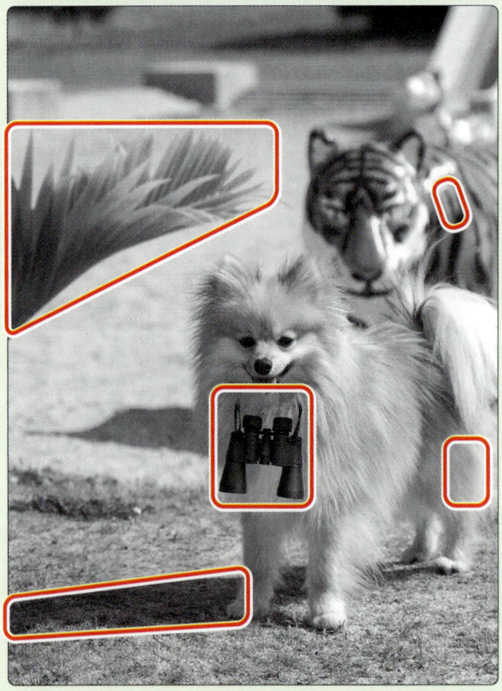

㉞牛若丸犬（P37）

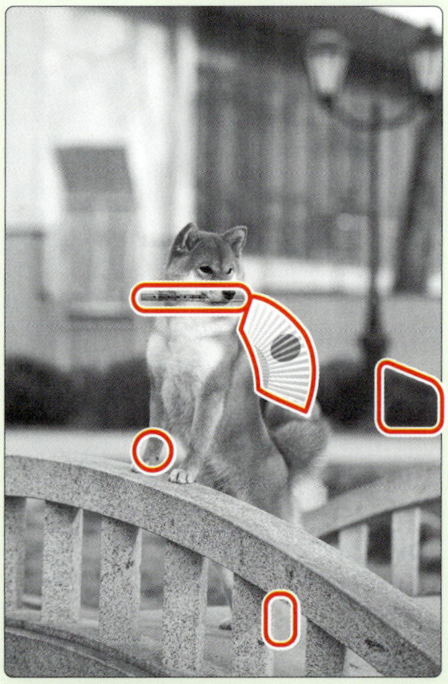

㉟品定め犬（P38）

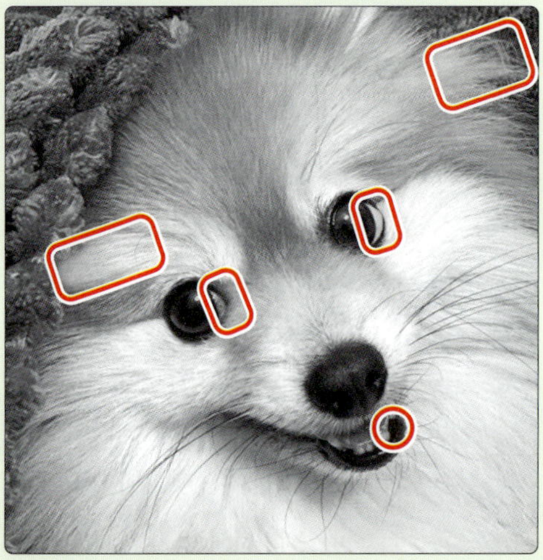

㊱限界犬（P39）

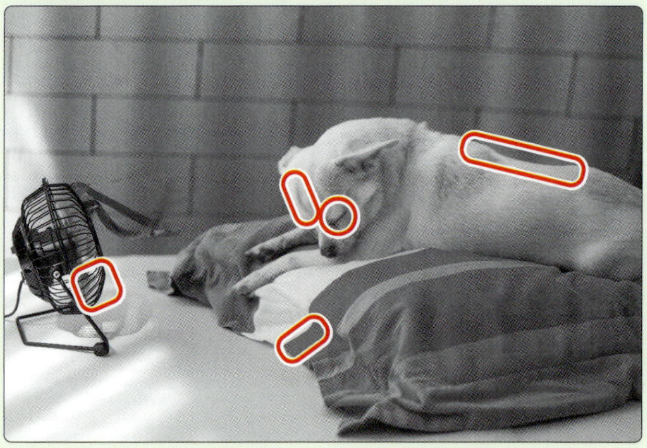

㊲サポーター犬（P40）

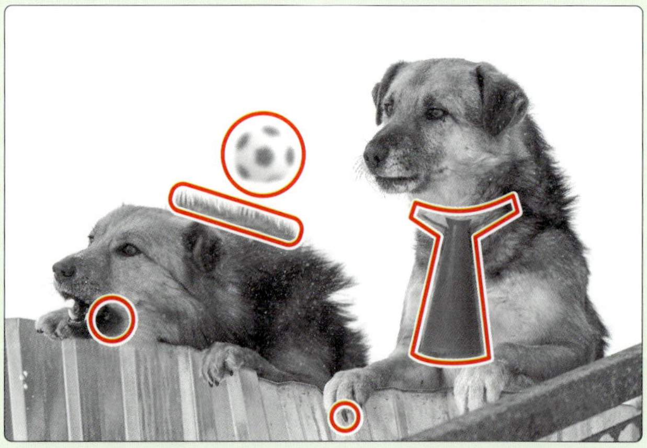

㊳立場逆転犬（P41）

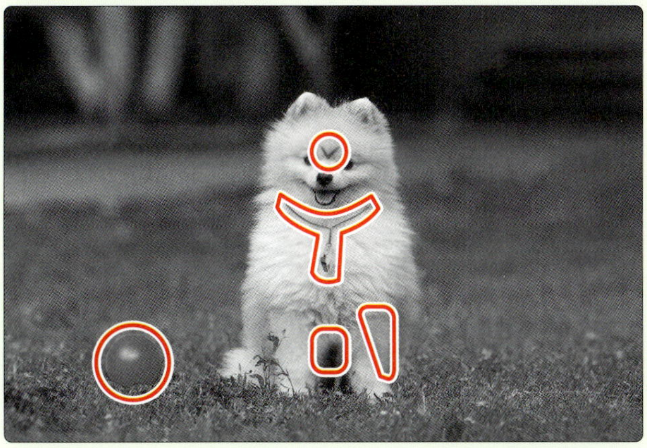

㊴取り違え犬（P42）

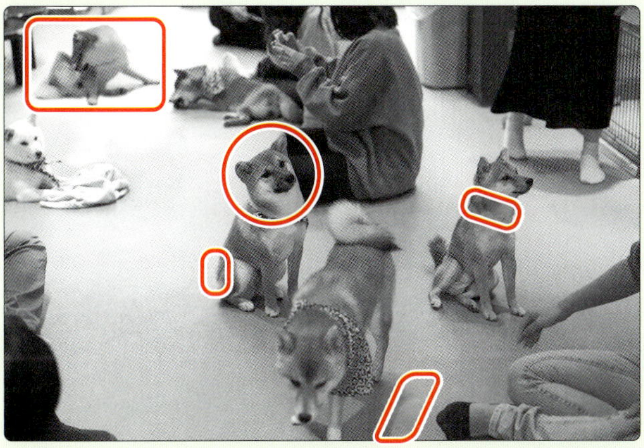

㊵バスツアー犬（P43）

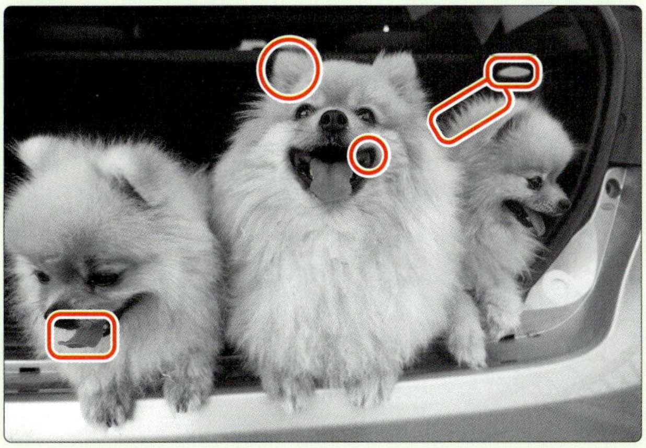

㊶気が弱い犬（P44）

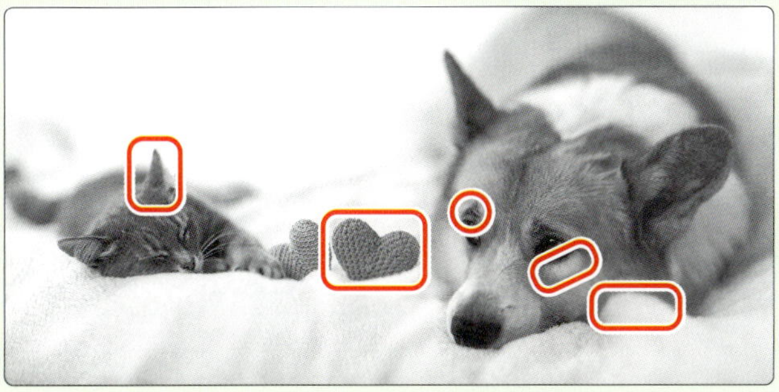

㊷ごあいさつ犬（P45）

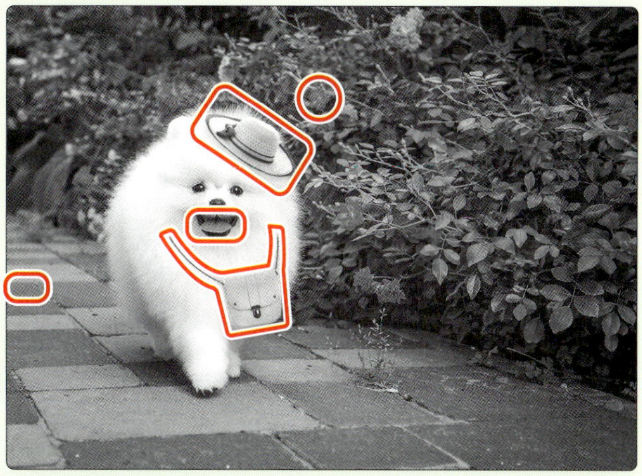

㊸しかられ犬（P46）

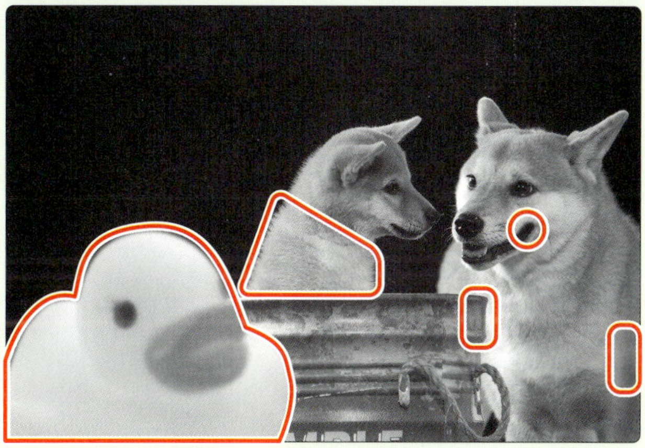

㊹甘えん坊犬（P47）

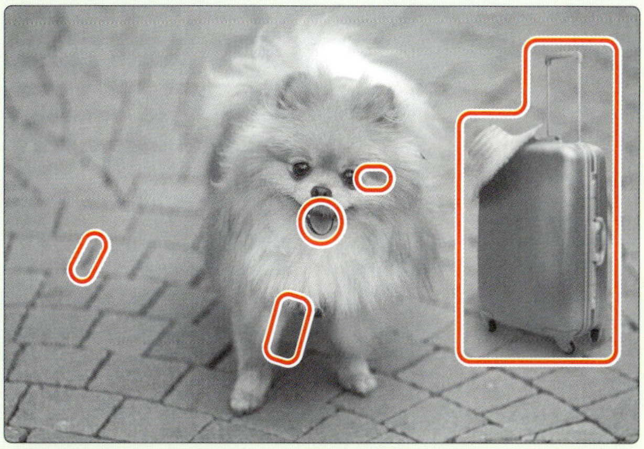

㊺警備犬（P48）

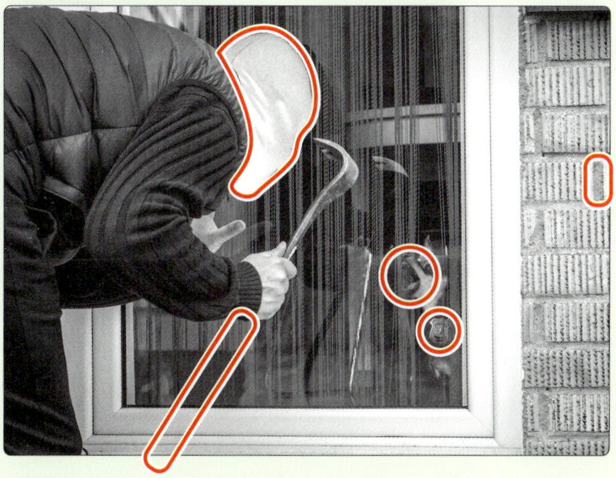

46 罰則犬 (P49)

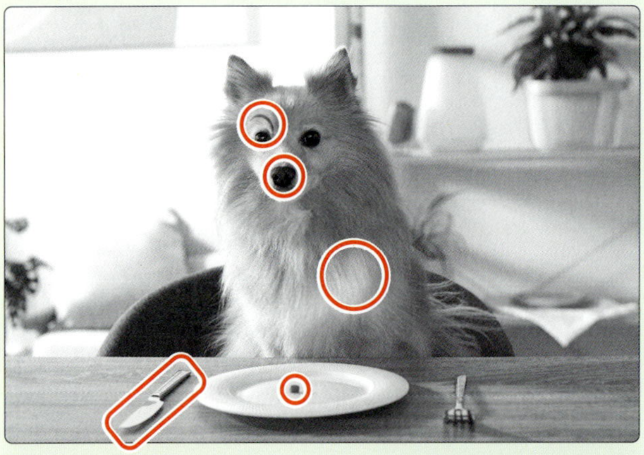

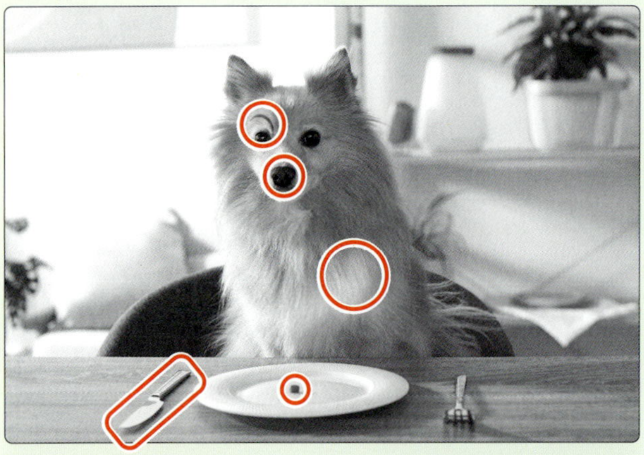

47 ビクビク犬 (P50)

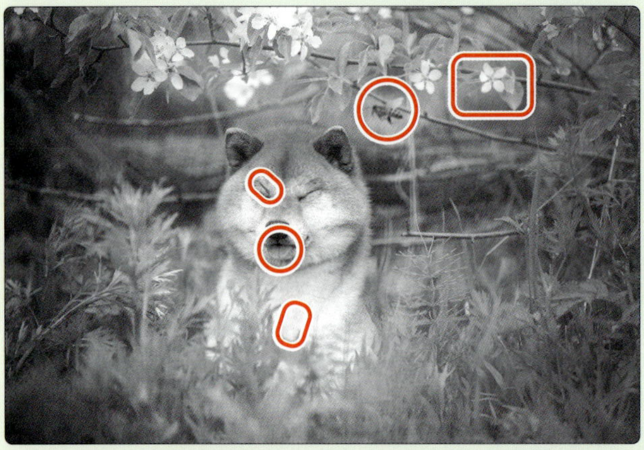

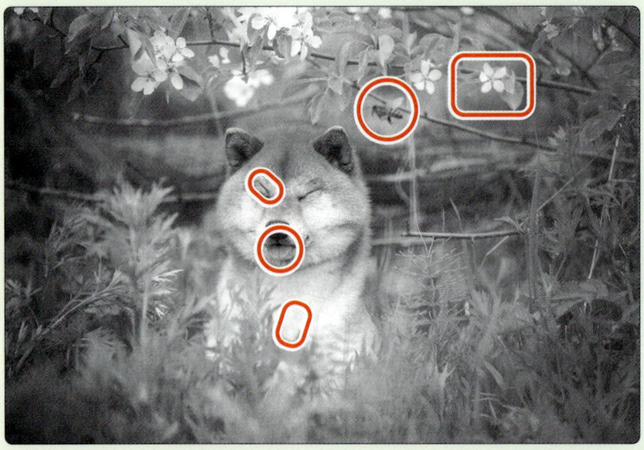

48 道に迷った犬 (P51)

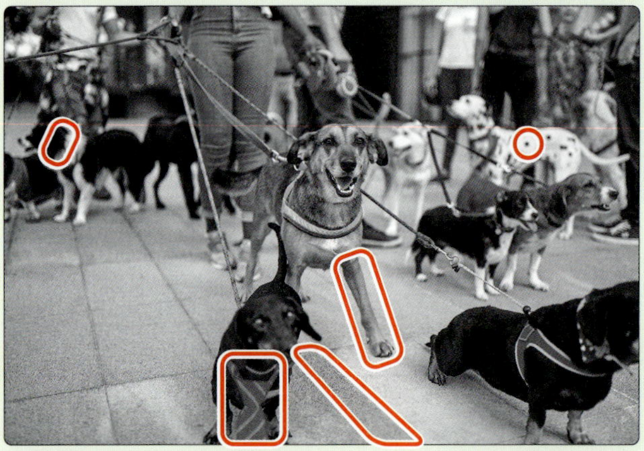

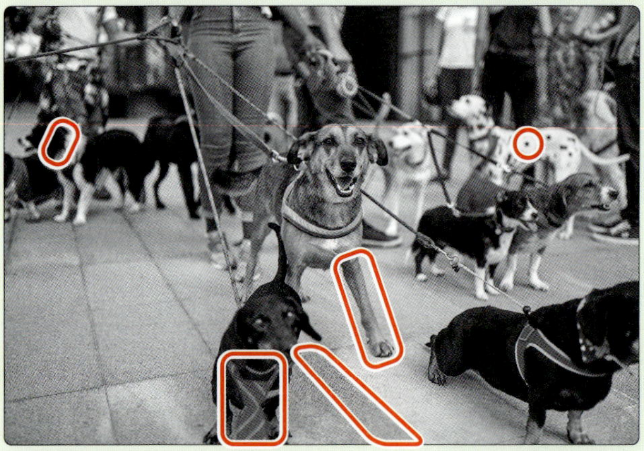

49 寝相悪い犬 (P52)

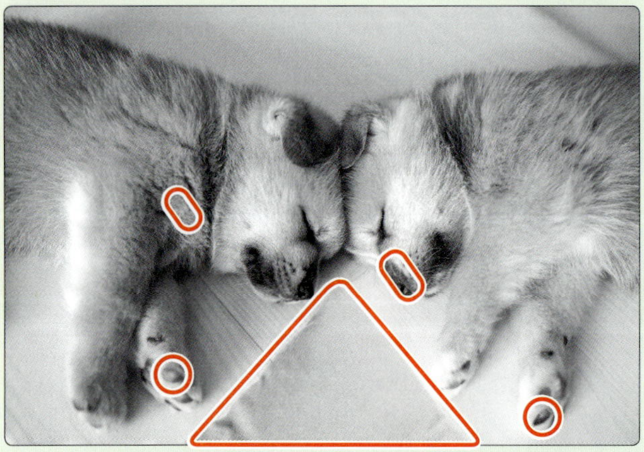

50 威圧犬 (P53)

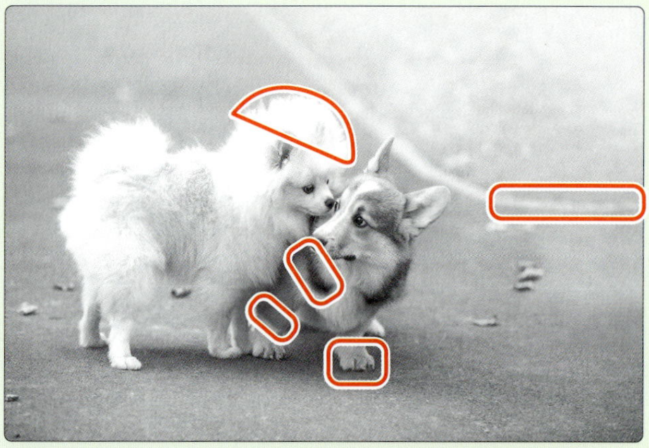

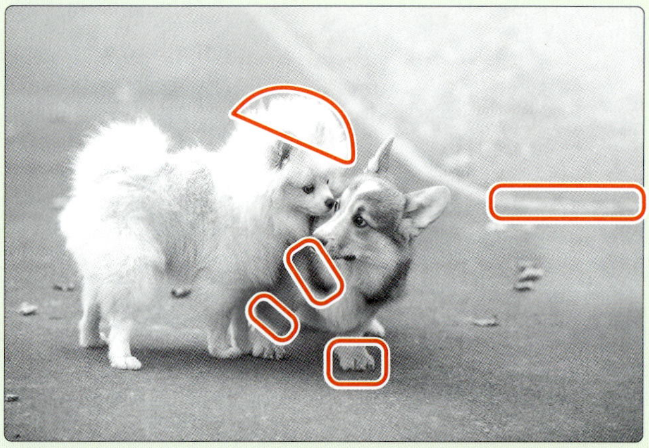

51 ジョーズごっこ犬 (P54)

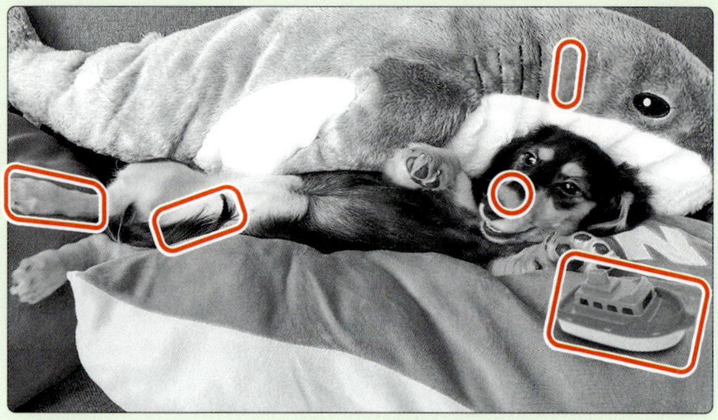

52 お嫁さん犬 (P55)

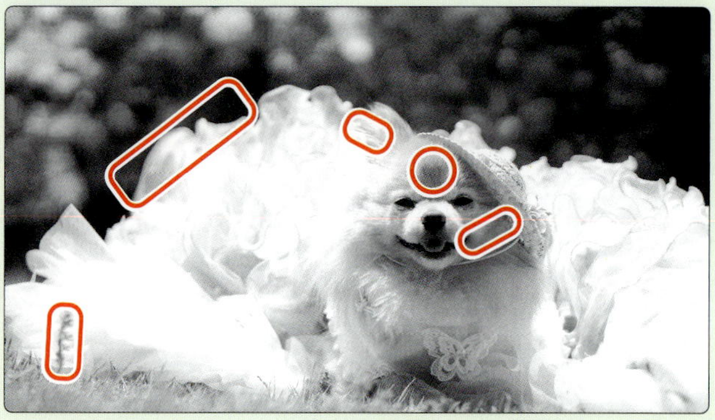

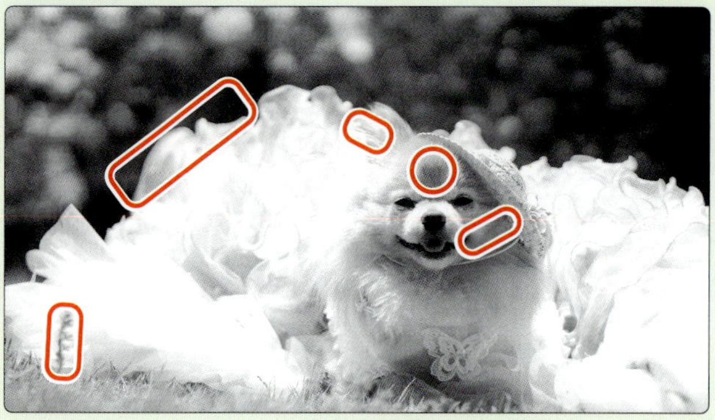

53 しらばっくれ犬 (P56)

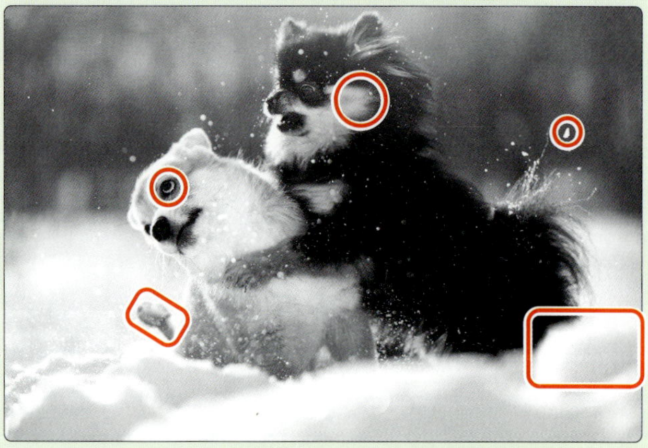

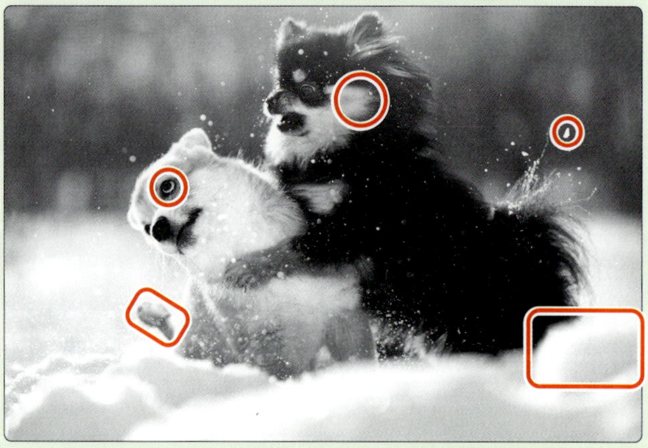

54 打撃王犬（P57）

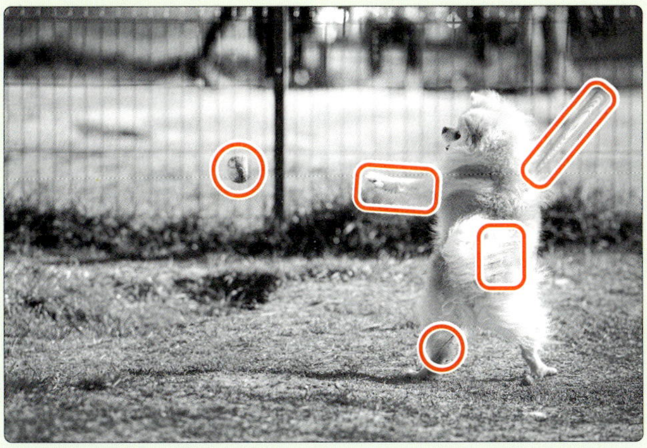

55 突風犬（P58）

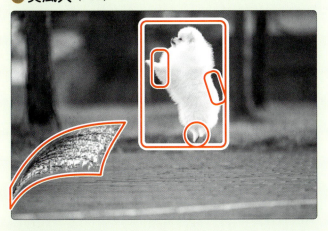

56 画伯犬（P59）

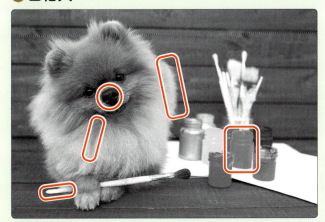

57 決闘犬（P60）

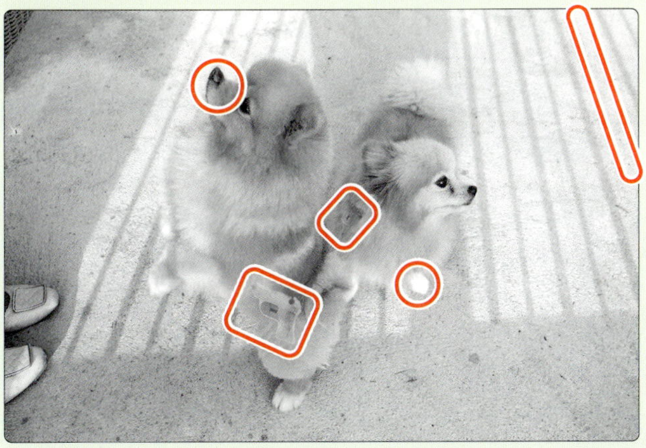

58 怪獣ごっこ犬（P61）

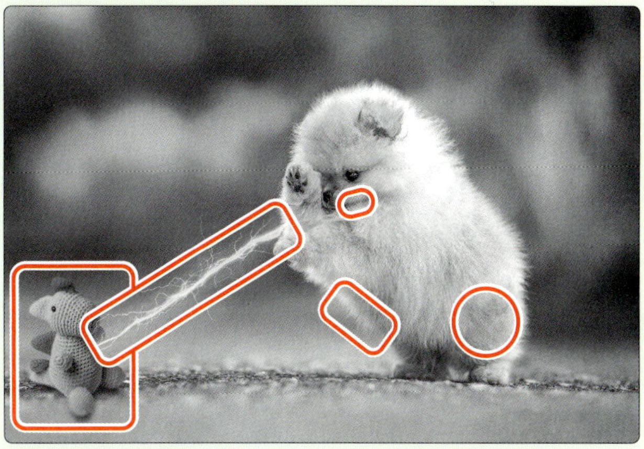

59 占いの館犬（P62）

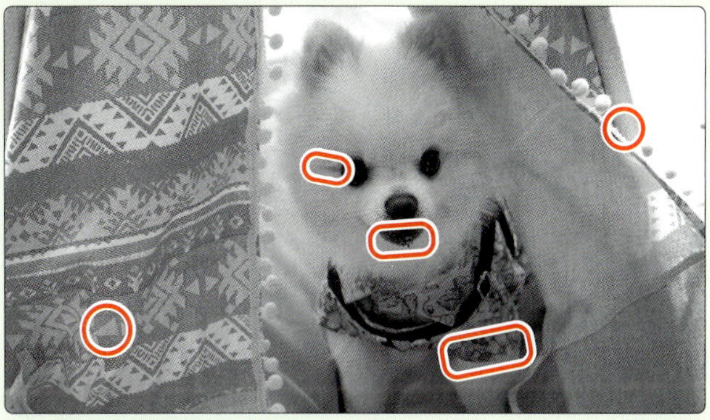

60 必死犬（P63）

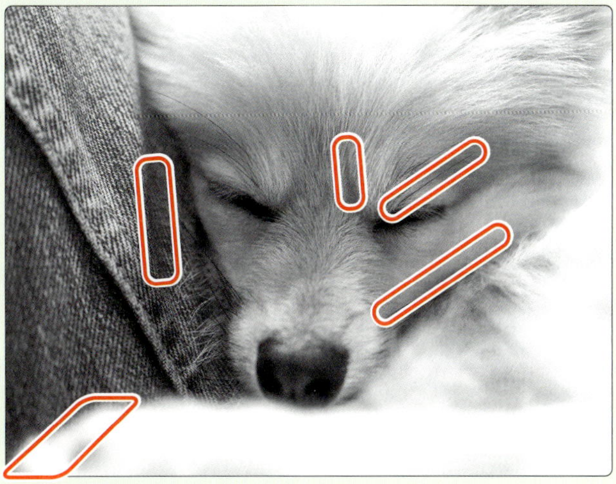

カバーの解答

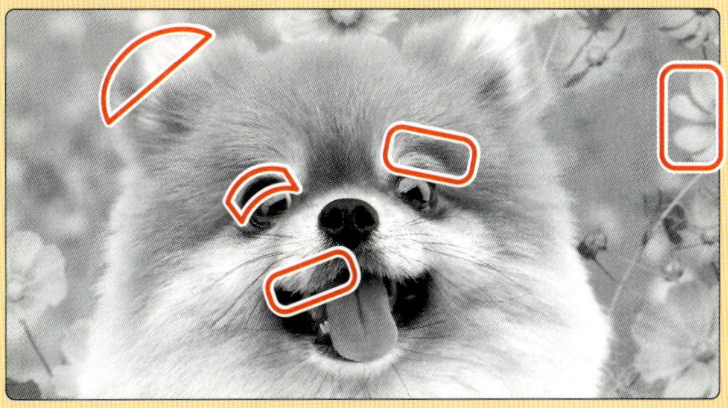

毎日脳活 スペシャル

1分《ワン! ミニット》見るだけ!
記憶脳 瞬間強化

いぬのまちがいさがし

ポメラニアンてんこ盛りの巻

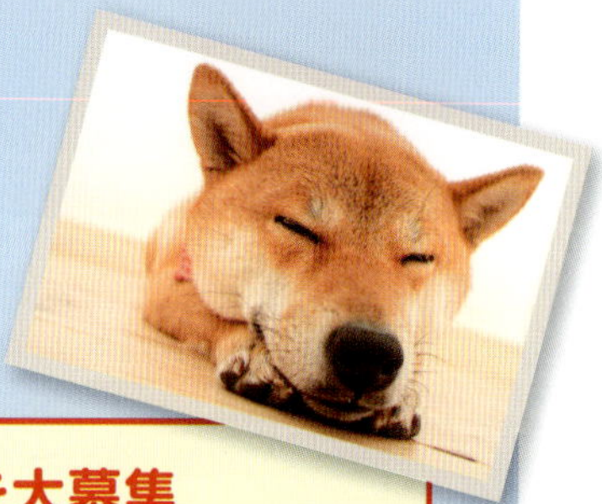

いぬの写真を大募集

『毎日脳活』編集部では、みなさまがお持ちの「いぬの魅力が伝わるかわいい写真」を大募集しています。お送りいただいた写真の中からよいものを選定し、本シリーズの「まちがいさがし」の題材として採用いたします。採用写真をお送りくださった方には薄謝を差し上げます。

送り先 inu@wks.jp

※応募は電子メールに限ります。
※お名前・年齢・ご住所・電話番号・メールアドレス・いぬの名前を明記のうえ、タイトルに「いぬの写真」と記してお送りください。
※なお、写真は、第三者の著作権・肖像権などいかなる権利も侵害しない電子データに限ります。
※写真のデータサイズが小さい、画像が粗い、画像が暗いなどの理由で掲載できない場合がございます。

ご応募をお待ちしております。

監修

杏林大学名誉教授・医学博士
古賀良彦(こが よしひこ)

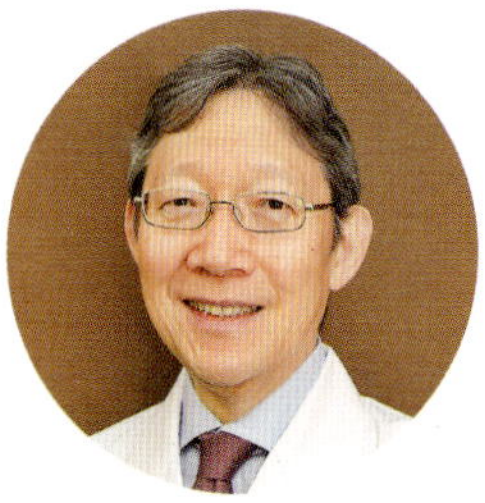

慶應義塾大学医学部卒業。杏林大学医学部精神神経科学教室主任教授を経て現職。
専門分野は精神障害の精神生理学的研究ならびに香りや食品が脳機能に与える効果の脳機能画像および脳波分析による研究。ぬり絵や折り紙、間違い探し、ゲームなどによる脳機能活性化についても造詣が深い。

編集人	飯塚晃敏
編集	株式会社わかさ出版　谷村明彦　原 涼夏
装丁	遠藤康子
本文デザイン	カラーズ
問題作成	プランニングコンテンツ・プラスワン　飛倉啓司 スタジオリベロ
漫画	前田達彦
写真協力	Adobe Stock
発行人	山本周嗣
発行所	株式会社 文響社 ホームページ　https://bunkyosha.com メール　info@bunkyosha.com
印刷	株式会社 光邦
製本	古宮製本株式会社

この本に関するご意見・ご感想をお寄せいただく場合は、
郵送またはメール(info@bunkyosha.com)にてお送りください。